CHIRURGIE IN EINZELDARSTELLUNGEN

BAND 32

W. KOHLRAUSCH / KRANKENGYMNASTIK IN DER CHIRURGIE

KRANKENGYMNASTIK IN DER CHIRURGIE

VON

PROF. DR. MED. WOLFGANG KOHLRAUSCH

MARBURG UND FREUDENSTADT

ÄRZTLICHER LEITER DES SANATORIUMS HOHENFREUDENSTADT

MIT 36 ABBILDUNGEN UND 1 TABELLE

1954

WALTER DE GRUYTER & CO.

vormals G. J. Göschen'sche Verlagshandlung · J. Guttentag, Verlagsbuchhandlung

Georg Reimer · Karl J. Trübner · Veit & Comp.

BERLIN W 35

Archiv-Nr. 51 52 54/32 · Printed in Germany
Satz und Druck: Oswald Schmidt GmbH, Leipzig III/18/65

VORWORT

Der Chirurg wird die viel Zeit erfordernden bewegungstherapeutischen Maßnahmen nicht immer selbst ausführen können. Die im patho-physiologischen Geschehen aber sehr wesentlichen reaktiven Vorgänge durch die Krankengymnastik dürfen ihm nicht dadurch fremd bleiben, daß er diese Therapie ausschließlich dem medizinischen Hilfspersonal überläßt. Sie ist eben keine „Nachbehandlung“, sondern ein wesentlicher Teil des Wiederherstellungsprozesses.

Er sollte sich daher zur Regel machen, einzelne Fälle „von Anfang bis zu Ende“ selbst zu behandeln. Die Bewegungstherapie muß deshalb zu den Obliegenheiten der Assistentenjahre gehören. HOFFA verlangte von seinen Assistenten eine zweistündige tägliche Beschäftigung im Turnsaal. Aus seiner Schule ist denn auch das Gebiet der Bewegungstherapie sehr stark befruchtet worden. Heute ist dieses Vorgehen selbst in vielen orthopädischen Kliniken – wie ich mich überzeugt habe – nicht mehr üblich. Das ist bedauerlich, denn damit fehlt die ständig sich erneuernde Befruchtung dieses Gebietes. Auch das Hilfspersonal wird und kann sich erst richtig entwickeln, wenn seinen Leistungen Beachtung geschenkt wird und der ständige Kontakt zwischen ihm und dem Arzt gegeben ist. Solange der technisch ungeübte Arzt sich jedoch seiner Krankengymnastin oder dem Masseur gegenüber unsicher fühlt, wird er kaum die Turnräume betreten.

Die Technik des Faches ist für den patho-physiologisch geschulten Arzt keineswegs so schwierig, daß sie nicht ohne allzu große Mühe erlernt werden könnte. Es fehlte nur bisher an einer Anleitung, die dem Arzt das Wesentliche der Technik bei den einzelnen chirurgischen Krankheitsbildern vermittelte.

Diese Lücke auszufüllen, ist der wesentliche Zweck des Buches, zu dessen Entstehen Prof. ROSTOCK im Rahmen der von ihm inaugurierten Reihe „Chirurgie in Einzeldarstellungen“ Anlaß gab. Ich habe daher die technische Beschreibung der Krankengymnastik und die Praxis ganz in den Vordergrund gestellt.

Ich hoffe, damit dem chirurgischen Kollegen und wohl auch seinen krankengymnastischen Mitarbeitern einen Dienst erwiesen zu haben.

Marburg/L., den 15. Nov. 53 W. Kohlrausch

INHALT

Einleitung

Jedes Trauma, und damit auch jeder chirurgische Eingriff, zwingt das verletzte Gewebe zu einer Reihe von Abwehr- und Hilfsreaktionen. Eine der auffälligsten ist die Ruhigstellung um das verletzte Gewebe. Diese durch den Chirurgen bewußt eingeleitete Ruhigstellung wird auch immer reflektorisch erzwungen. An dieser reflektorischen Ruhigstellung ist das umgebende Muskel- und Bindegewebe hervorragend beteiligt. Mit beginnender und fortschreitender Heilung wird sie wieder aufgegeben, die alte Funktion kann wieder aufgenommen werden. Leider sind in einem numerisch sehr beträchtlichen Prozentsatz der Fälle organische Gewebsveränderungen so stark geworden, daß der natürliche Einsatz im täglichen Leben nicht ausreicht, die inzwischen eingetretenen Veränderungen reversibel zu machen. Diese Fälle bedürfen der krankengymnastischen Schulung.

Zur Krankengymnastik rechnen wir: die gezielte Bewegung, die in Form der aktiven, der Widerstands- und der passiven Bewegung oder in Form der Gymnastik und des Sportes geschehen kann. Ferner ist mit ihr verbunden die allgemeine und gezielte Massage. Sie schafft in einem Teil der Fälle erst die Vorbedingung für das erfolgreiche Angreifen der Krankengymnastik. Im Rahmen der Krankengymnastik wird vielfach auch von anderen Methoden der physikalischen Therapie Gebrauch gemacht, so von Elektro-, Thermo- und Hydrotherapie. Um mein Stoffgebiet auf das Wesentliche der Bewegungstherapie zu beschränken, sind diese letzteren Maßnahmen in diesem Buch nicht beschrieben und nur gelegentlich erwähnt. Das stellt kein Werturteil dar, sondern geschieht in bewußter Beschränkung auf das Thema.

Die krankengymnastischen Maßnahmen sind am besten verständlich, wenn man sich die Art der Abwehrreaktionen im Gewebe klarmacht. Diese seien zunächst für den Bewegungsapparat beschrieben.

Die wichtigsten dieser Reaktionen, die mit großer Regelmäßigkeit, fast stereotyp, wiederkehren, sind folgende:

1. Hypertonus der das befallene Gebiet stillstellenden Muskulatur,
2. Veränderung im Spannungsgrad des beteiligten Bindegewebes wie: Imbibierung, Verbackung, Wucherung, Schrumpfung,
3. Atonie und Atrophie neben hypertonischen Partien der Muskulatur (worauf noch besonders eingegangen werden wird),
4. Ödeme und evtl. Kapselergüsse,
5. die Myogelose, die sich im allgemeinen aus längerdauerndem Hypertonus entwickelt,
6. Mit diesen der Abwehr- und Ruhigstellung dienenden Reaktionen kann eine Verminderung der Stoffwechselvorgänge und somit Verschlechterung der Heilungsaussichten verbunden sein.

Die Aufgabe der Krankengymnastik besteht demnach in der Bekämpfung:

1. muskulärer Atonien und Atrophien,
2. des muskulären Hypertonus und der Myogelosen,
3. der bindegewebigen Kontraktur,
4. der Gelenkergüsse und gegebenenfalls der Ödeme.

Diese verschiedenen Maßnahmen begünstigen das Ingangkommen eines gesunden Stoffwechsels. Im allgemeinen werden wir aber diesen noch durch aktive gymnastische Übungen zu wecken versuchen. Diese Stoffwechselgymnastik gehört demnach im allgemeinen zum bewegungstherapeutischen Programm. Ehe auf die Behandlung bei den einzelnen Krankheitsbildern eingegangen wird, sollen einige Fragen der Physiologie und Pathophysiologie der Muskulatur und des Bindegewebes als der in ihren Reaktionen besonders wichtigen Gewebe besprochen werden.

Physiologie und Pathophysiologie

A. Muskulatur

Die Kontraktion des Muskels ist an die anisotrope Schicht gebunden, die aus Myosin besteht. Die neueren Arbeiten der Schule Muralt, von WEBER und EDSALL, – alle zu Beginn der 30er Jahre–, lassen erkennen, daß das Myosin durch Änderung der Lage seiner Mizellen sich verkürzen kann. Der Vorgang dieser intra-molekularen Lageänderung ist chemisch ziemlich sicher bekannt. Das Wichtigste hierbei ist die Aufspaltung der Adenosintriphosphorsäure in Adenyl und Phosphorsäure über verschiedene Zwischenstufen. Die Resynthese kommt theoretisch ohne Substanzverlust durch die Spaltung des Glykogens in Milchsäure in Gang. Somit würde dieser Vorgang ohne Ermüdung möglich sein, wenn nicht die Resynthese des Glykogens nur unter Verlust eines Teiles der Milchsäure in Gang gesetzt werden könnte. Dieser Rest muß die entsprechende Energie hierfür durch Aufspaltung in CO_2 und H_2O liefern. Milchsäure $= CH_3\,CHOH\,COOH = C_3H_6O_3 \rightarrow H_2CO_3 + C_2H_4$. Der Restkörper C_2H_4 wird durch Zufuhr von O_2 wieder zu Glykogen aufbaufähig $(3 \cdot (C_2H_4O_2) \rightarrow C_6H_{12}O_6)$. Die Erholung des Muskels ist also an die O_2-Zufuhr gebunden. Im allgemeinen macht die Heranführung des Sauerstoffs keine Schwierigkeiten, da die Tätigkeit des Muskels stets mit einer Durchblutungssteigerung verbunden ist. Ist dagegen die Arbeitsleistung sehr groß gewesen, so wird zunächst die überschüssige Milchsäure im kollagenen Bindegewebe gespeichert. Während normalerweise die Gewebssäuerung den Anreiz zur Gefäßdilatation und damit zum Abtransport der sauren Stoffwechselprodukte gibt, kann es bei zu großem Angebot und zu langer Wirkungsdauer zur reaktiven Gefäßkontraktur, zur Gefäßsperre kommen. Die langdauernde Übersäuerung bedeutet also Schädigung des Muskels, die nach MEYENBURG im wesentlichen das Protoplasma betrifft. Das Sarkolemma bleibt scheinbar unbeteiligt. Es kommt zur Quellung des Sarkoplasmas und infolge der geringen Dehnbarkeit der Sarkolemmafasern zur Innendruckerhöhung und Starre. Das Bild ist im „Muskelkater" besonders eindrucksvoll. Bei längerdauernder Schädigung wurden gelegentlich degenerative Prozesse beobachtet, wie z.B. trübe Schwellung und vakuoläre Degeneration, bei Ischämie auch fibrilläre Zerklüftung. Bei Schädigungen von kürzerer Dauer werden dagegen meist keine mikroskopisch feststellbaren Veränderungen beobachtet. Nur bei langdauerndem Hypertonus der Muskulatur kann es zu degenerativen Prozessen der Endsehne kommen wie THOMSEN aus der Hohmannschen Schule an der Sehne des Extensor digitorum communis bei der Epikondylitis nachwies. Die Regeneration durch Wiederfunktion mit Aufgabe des Hypertonus scheint nach den klinischen Erfahrungen sichergestellt, sonst würden die Erfolge bei der entspannenden Massage und Übungsbehandlung, z.B. bei der Epikondylitis, kaum erklärbar sein. Experimentell ist dieser Nachweis nicht erbracht und begreiflicherweise auch nicht einfach. Die Regeneration scheint von der Intaktheit des Sarkolemma abhängig zu sein. Das ist praktisch wichtig, da bei

Quellzuständen im Sarkoplasma ein kräftiger Druck bei der Knetung genügen würde, um das gespannte Sarkolemma zu sprengen. Die schlechten Erfahrungen mit der Knetmassage bei Muskelkater sprechen hierfür. Bei der Frage der Regeneration ist auch die der Hyperplasie des Muskels zu besprechen. Regeneration durch Knospung und Spaltung sind beobachtet, z. B. gibt es sicher eine Spaltung der Muskelfasern der Bauchmuskulatur Schwangerer. Bei kleineren Schnittverletzungen wurde die Knospung ebenfalls beobachtet (Perroncito). Diese Regeneration kommt aber praktisch nicht zur Auswirkung, da das perimysiale Bindegewebe immer überwuchert und damit die Muskelregeneration verhindert. Das bedeutet nicht, daß nicht auch die Muskelfaser dem ständigen „Stirb und werde“ unterliegt. Bei absterbenden Fasern bleibt zunächst der alte Sarkolemmaschlauch noch bestehen. In ihm entsteht durch Kernteilung die neue Zelle, die bei ihrem Wachstum durch den alten Sarkolemmaschlauch ihre Richtung erhält. Später verschwindet dieser und wird durch einen neuen ersetzt.

Das Wachstum

Die Zahl der Muskelfasern beim Neugeborenen und Erwachsenen ist etwa gleich, nur die Zellgröße verändert sich. Während die Faserbreite beim Neugeborenen bei 10 μ liegt, beträgt sie beim Erwachsenen etwa das 8fache, wobei sie allerdings große Unterschiede aufweist. Nach HALBAN beträgt sie bei Augenmuskeln 17 μ, bei der Gefäßmuskulatur 87 μ. Im allgemeinen ist der Querschnitt der Randfasern der Muskeln am größten, während der der inneren kleiner ist. Diese sind es, die bei kräftigerer Arbeit hypertrophieren. Für die Dickenzunahme der Fasern bedarf es der Spannungserhöhung. Je größer die Spannung, um so stärker der Reiz zur Hypertrophie. Schnelle und ausdauernde Leistung wird nicht mit Faserverdickung beantwortet. Die reine Dauerleistung, z. B. der Marathonlauf, wird mit relativ dünnen Muskeln geleistet. Ein ungeeignet dicker Muskel nimmt z. B. unter dem Langlauftraining ab (KOHLRAUSCH, Ztschr. Konstit.lehre X. Bd, 4, 1924).

Die Anpassung an die erhöhte Dauerbeanspruchung geschieht durch Änderung des Muskelchemismus (verbesserte Glykogenresynthese) und Erhöhung der Durchblutungsgröße (Kapillarsprossung). Möglicherweise ist die ganz ungewöhnlich große Leistungssteigerung gerade bei Dauerleistungen, die PEDER auf mehr als das 11fache angibt, noch durch andere, uns nicht bekannte, chemische oder strukturelle Veränderungen bedingt. Die schnelle Zuckung ist abhängig vom Fibrillenreichtum der Faser. Die Lehre, daß der menschliche Muskel sich aus hellen, fibrillenreichen und dunklen (roten), die für sarkoplasmareich, aber fibrillenarm gehalten werden, zusammensetzt, ist nach den Arbeiten KRÜGERS ins Wanken geraten. KRÜGER hat nachgewiesen (siehe unten), daß neben der Fibrillenfaser eine Felderstrukturfaser besteht, die tonische Leistungen vollbringt. Die beiden Faserarten kommen in allen Muskeln gemischt vor, jedoch gibt es Prädilektionsstellen für beide Faserarten. Grundsätzlich kann gesagt werden, daß die helle Faser überall da überwiegt, wo schnelle Leistungen verlangt werden, die Felderstrukturfaser (dunkle ?), wo Haltearbeit zu leisten ist. Im allgemeinen erscheinen die statisch arbeitenden Muskeln, wie z. B. M. soleus, M. tibialis posterior, einzelne Teile des M. trapezius und des Erector trunci bei der Palpation resistenter. Diese Muskeln neigen zur Myogelosenbildung. Die Lieblingssitze der Myogelosen und der Reichtum an roten Fasern stimmen nach den Untersuchungen meines früheren Assistenten SELL (Beitr. z. path. Anat. Bd. C III) überein.

In flachen Muskeln, wie z. B. dem M. vastus medialis, finden sich stets an gleicher Stelle resistentere Faserbereiche, die sich als dunkelfasrig erweisen. Demnach ist der

Sitz der roten bzw. der hellen Fasern mehr oder weniger vorbestimmt. Unbekannt ist, ob eine Umwandlung der beiden Faserarten möglich ist, also ob bei Schnelligkeitstraining die Zahl der fibrillenreichen, hellen Fasern vermehrt wird.

Tonus

Der Begriff des Tonus ist in letzter Zeit viel diskutiert worden. Die Elektromyographie, unter Benutzung der Kathodenstrahloszillographen mit erheblichen Verstärkern, veranlaßte SCHÄFER zu einer Umformulierung des Tonusproblems. Er konnte nämlich zeigen, daß auch in absoluter Muskelruhe dauernde tetaniforme Aktionsströme auftreten und bezeichnet die dadurch erzeugte Spannung als Reflextonus. Die Größe der Impulse betrifft etwa $^1/_{10}$ % aller Fasern, ist also gering. Neben diesen Reflextonus stellt er den zellulären Tonus. Dieser letztere ist dem Begriff des plastischen Tonus verwandt und abhängig von der Menge der regelnden Hormone, im wesentlichen der des Azetylcholins und der des Adrenalin. Die damit naheliegende Frage, daß der zelluläre Tonus somit über vegetative Nervenfasern seine hormonalen Impulse erhält, wird in der Literatur fast ängstlich vermieden. Beim Kaltblütlermuskel hatten KUFFLER, KRÜGER und andere festgestellt, daß die fibrillenreichen, Willkürbewegungen ausführenden Fasern von dicken, markhaltigen Nervenfasern mit typischen Endplatten versorgt werden, während rein tonische, mit Felderstruktur versehene Fasern durch feine, markhaltige Nervenfasern mit Endösen innerviert werden. Erstere reagierten auf Azetylcholin mit rascher, kurzdauernder Zuckung, letztere, – und zwar schon bei geringsten Konzentrationen – mit Dauerkontraktion. 1951 konnte KRÜGER die gleichen anatomischen Verhältnisse auch am menschlichen Muskel nachweisen, nachdem er sie bei anderen Warmblütern (Vögeln und Vierfüßlern) schon früher gefunden hatte. Er negiert das Vorhandensein der sog. roten Faser, die er für ein Kunstprodukt hält. Da er seine Felderstrukturfaser vorwiegend in den gleichen Muskeln prävalierend findet, wie von SELL aus meinem Freiburger Institut für die rote Faser nachgewiesen wurde, ist es wahrscheinlich, daß von früheren Beobachtern (seit SCHIFFERDECKER) infolge anderer Färbetechniken bzw. Beobachtungsmöglichkeiten die Einteilung in Felder nicht beobachtet wurde. Allein der anatomische Nachweis der Felderstrukturfaser mit der Innervation durch die dünne, markhaltige Faser macht es zum mindesten hochwahrscheinlich, daß diese genau wie beim Tier rein tonische Leistungen, also ohne Stoffwechsel in der Dauerkontraktur, vollbringt.

Wenn wir im üblichen Sprachgebrauch unter Tonus den Ruhespannungsgrad der Muskulatur verstehen, so muß sich dieser aus zwei völlig verschiedenen Komponenten, nämlich den reflektorisch-tetanischen Innervationen eines Teiles der Fasern (nach SCHÄFER) und der Haltekontraktur der tonischen Felderstrukturfaser (nach KRÜGER) zusammensetzen.

Die regelnden Zentren müßten dem Zerebrospinalsystem angehören. Jede stärkere Erregung müßte zum Hypertonus, jede Abschwächung derselben zum Hypotonus der Muskulatur führen.

Von praktischer Bedeutung bleibt im wesentlichen der Begriff Hypertonus, ein Begriff, den der Bewegungstherapeut bei der Palpation gegenüber dem Spannungsgrad der großen Masse der Muskulatur prägt. Im Gegensatz dazu stehen Spannungsdifferenzen, die durch organische Veränderungen innerhalb des Muskels hervorgerufen werden, wie z.B. die Myogelose. Vielleicht wird der praktische Begriff Hypertonus klar, wenn die palpatorischen Unterschiede zwischen Hypertonus und Myogelose gegenübergestellt werden.

Hypertonus	Myogelose
1. Relativ große, der Spindelform des Muskels angepaßte Form,	1. Erbsen- bis bohnengroße, im Muskel gelegene Gebilde, mit z. T. höckeriger Oberfläche,
2. Bei Druck feinste Gegenspannung (Eigenreflexe),	2. Tonklumpengefühl (keine eigenreflektorische Gegenspannung),
3. Bei längerer Vibration Nachlassen der Härte. Evtl. völliges Verschwinden in der ersten Sitzung. Im allgemeinen tritt das nach 5 bis 6 Behandlungen ein. Falls der Hypertonus vom Körper noch benötigt wird, kehrt er rasch wieder,	3. Vibration ohne Einfluß,
4. Bei kräftiger Zirkelung Vermehrung der Spannung und dumpfer Schmerz,	4. Zunächst keine Sensation; nach 20—30 Sek. auftretender, stichartiger, scharfer, kaum erträglicher Schmerz. Sicherstes diagnostisches Zeichen! Die Knetung beseitigt in 6–10 Sitzungen allmählich die Myogelose,
5. In Narkose verschwindet jeder Hypertonus und erweist sich damit als nervös reflektorisch,	5. Die Myogelose bleibt in Narkose bestehen. Sie ist demnach von der nervösen Regelung unabhängig,
6. Infiltrierung mit Novocain beseitigt den Hypertonus sofort. Er kehrt wieder, wenn er vom Körper noch benötigt wird.	6. Es gelingt erst mit einer Reihe von Infiltrierungen die Myogelose zu beseitigen.

Der reflektorische Hypertonus hat immer eine Bedeutung. Sie besteht in der Schutzfunktion, ist also eine „défence musculaire". Das Bild dieser bei den hochentzündlichen Erkrankungen auffälligen Erscheinung ist ungeheuer vielfältig. Jedes erkrankte Gelenk schützt sich vor der Bewegung durch den reflektorischen „Sperrtonus". Jede verletzte Muskelpartie wird durch einen Kranz hypertonischer Fasern ruhiggestellt. Die inneren Organe bauen sich bei jeder Erkrankung, die mit Funktionsänderung verbunden ist, eine Schutzzone im betreffenden Segment. Es gibt praktisch keine Störung irgendeines Gewebes oder Organs, bei dem die Muskulatur nicht die Arbeit der reflektorischen Ruhigstellung zu übernehmen hätte. Der Hypertonus hat also eine Aufgabe, die solange nicht gestört werden darf, als sie besteht; im allgemeinen verschwindet er von selbst nach ihrer Beendigung. Die Zahl der Fälle, in denen er trotzdem in einem Beharrungsvermögen, dessen Grund uns verborgen ist, bestehen bleibt, ist nicht gering. In diesen Fällen ist seine therapeutische Beeinflussung berechtigt.

Die reflektorisch erhöhte Spannung reagiert auf die feine Vibration mit der Herabsetzung ihres Spannungsgrades. Nach etwa 5—10, spätestens 15 Minuten pflegt die reflektorische Spannung zurückzugehen, auch in den Fällen, in denen der Hypertonus als Sperrtonus noch benötigt wird. In diesem Fall allerdings kehrt er nach kurzer Zeit zurück.

Über welchen Weg die Vibration zur Entspannung führt, ist nicht mit Sicherheit bekannt. Die Bewegung bei der Vibration ist eine geringe Verlängerung der getroffenen Fasern, die sich im Rhythmus der Vibrationsstöße wiederholt. Notwendig scheint, daß die Vibration rhythmisch in Form einer Sinuskurve erfolgt, was bei der Handvibration der Fall ist, während die meisten der Vibrationsgeräte, vor allem die mit exzentrischer Welle, mit ruckartigen Stößen arbeiten, die keine Sinuskurve ergeben. Sie lösen damit Eigenreflexe aus, die die Entspannung verhindern. Das gleiche gilt von raschen Vibrationen auch bei Sinuskurvenform. DÜNSING weist nach, daß Vibrationsgeschwindigkeiten bis zu 15 Stößen in der Sekunde keine Eigenreflexe auslösen. Da die Handvibration zwischen 8 und 11 Stößen je Sekunde liegt, können sie also vermieden werden. DÜNSING nimmt an, daß durch die Vibration über die afferenten Bahnen, die die Eigenreflexe vermitteln, Erregungen solcher Gestalt zentripetal geleitet werden, und daß von hier aus der Reizzustand der Vorderhornzellen gedämpft werde. Er ventiliert noch eine zweite Möglichkeit, nämlich die, daß auf dem Wege der vegetativen Geflechte der großen Gefäße eine Aufhebung der Eigenreflexe zustande käme, entsprechend den CÖRMANN- und LÖCKLEschen Versuchen, bei denen durch Erschütterung des Gesamtkörpers eine Aufhebung der Patellarsehnenreflexe hervorgerufen werden konnte. Keine dieser beiden Anschauungen denkt daran, daß die arhythmische Bewegung des Muskels das gleiche Ziel der Entspannung nicht erreicht. Es muß also noch ein spezifischer, nervöser Übertragungsreiz vorhanden sein, der nur durch die rhythmische Längenänderung des Muskels ausgelöst wird. KROLL gab noch sensible Vibrationszentren an, die nahe am Zentralkanal gelegen waren und von der neueren Neurologie nicht mehr verzeichnet werden. Ob möglicherweise von eigenen Zentren oder über andere sensible Bahnen Reize ausgehen, die die reflektorischen Tonusaussendungen unterbrechen, ist zur Zeit nicht zu klären.

Myogelosen

Unter den verschiedenen Krankheitszuständen der Muskulatur nimmt die Myogelose durch ihre Häufigkeit eine Sonderstellung ein. Ihr Bild wurde bereits unter dem Begriff des Muskelkaters angedeutet. Die Myogelose dürfte vor allem im sportfähigen Alter die häufigste Krankheit sein und den Schnupfen bei weitem übertreffen. Trotzdem ist das patho-physiologische Bild keineswegs geklärt. Der Tastbefund wurde bereits beschrieben. Funktionell ist charakteristisch der geringe aktive Einsatz, der sich im Fehlen der Eigenreflexe bei Druck schon zeigt. Elektromyographisch werden aus ihm bei der Kontraktion nur schwache Impulse abgeleitet. Auch nach Lösung eines Gliedmaßenabschnittes aus dem Körperverband bei Amputation behalten Myogelosen ihre Härte im Gegensatz zum reflektorischen Hypertonus. Schneidet man dagegen die Myogelose aus ihrem Verbande heraus, so verschwindet augenblicklich die Härte. Da es sich hierbei nicht um ein nervöses Problem handelt, weil die Nerven ja schon bei der Amputation unterbrochen waren, kann es sich hier nur um ein Mißverhältnis der Faszienhüllen und deren Inhalt handeln. REHN berichtet über einen Fall, bei dem die Spaltung der Fascia lumbo-dorsalis das Paket der langen Rückenstrecker hervorquellen ließ und schlagartig eine langdauernde Lumbago zum Verschwinden brachte. Er folgert, daß die Myogelose praktisch eine Fasziitis sei und begründet seine Meinung mit dem Reichtum der Faszien an sensiblen Nerven.

Die gleiche Möglichkeit des Mißverhältnisses besteht aber auch bei Quellzuständen des Protoplasmas und dem Normalzustand der Faszie.

Die Myogelose macht keineswegs immer Schmerzen. Wird sie nämlich durch einen Kranz hypertonischer Fasern stillgestellt, so kann sie lange Zeit liegen, ohne sich in den geringsten Erscheinungen zu äußern. Ich habe Gelosen wiedergefunden, die bereits vor mehreren Jahren bestanden und nun durch eine Reihe von Behandlungen geheilt werden konnten. Diese Tatsache ist deshalb von besonderem Interesse, weil sie zeigt, daß auch jahrelang bestehende Myogelosen keine fortschreitende Degeneration im Gefolge haben müssen. Andernfalls müßten die Pathologen bei der Häufigkeit der Myogelosen in viel größerem Umfange als z.B. bei der Myokarditis pathologische Muskelveränderungen finden. LANGE und WALLRAFF haben solche in einigen Fällen angetroffen. Sie gleichen mit den Bildern der muskulären Degeneration, Fetteinlagerungen und muskulären regenerativen Prozessen den Bildern, die MEYENBURG bei der ischämischen Kontraktur beschreibt. Diese Bilder scheinen aber nur bei sehr hochgradigen und schmerzhaften Myogelosen gefunden zu werden.

Auch die Therapie dieses Krankheitsbildes zeigt, daß es sich um ein Stoffwechselproblem mit regenerativem Charakter handelt, denn die Heilung gelingt praktisch immer, allerdings niemals in ein bis zwei Behandlungen. Man braucht vielmehr 6 bis 15 Sitzungen innerhalb von 14 Tagen bis 4 Wochen, bis die Regeneration eingetreten ist. Sie ist gebunden – wie oben beschrieben – an die zirkelnde Knetung oder die Infiltration von Novocain oder besser Impletol. Beide Methoden erzwingen eine starke Hyperämie, die Voraussetzung für den Abtransport pathologischen Materials und für die Regeneration.

B. Bindegewebe

Formal unterscheiden wir ungeformtes, lockeres Bindegewebe in den Polstern und bindenden Fasern und geformtes, straffes in Bändern und Sehnen. Zwischen beiden stehen maschenartiges und Gitterfasergewebe. Das Bindegewebe besteht aus der Grundsubstanz (Interzellularsubstanz) und verschiedenen kernhaltigen Faserarten, den kollagenen, den elastischen und den Gitterfasern, die fast überall gemischt vorkommen. Die kollagenen Fibrillen, die bei Dunkelfeldbeleuchtung Querstreifung zeigen, sind nicht dehnbar und sehr zugfest. Sie reißen erst bei 6–12 kg/qmm (zit. nach BENNINGHOFF). Die elastische Faser ist um 130% dehnbar und bis zu dieser Grenze voll elastisch. Im allgemeinen ist sie mit der kollagenen Faser gemischt und bedingt, da sie sich auf ihren Ursprungsgrad zusammenzieht, eine Wellung der kollagenen Fibrillen. Durch deren Undehnbarkeit ist damit andererseits auch die Überdehnung der elastischen Faser verhindert. Die dritte Art, die Gitterfasern, die an der Hüllenbildung, z. B. der Fettzellen, beteiligt sind, gehören z. T. dem retikulären System an. Gitter- und kollagene Fasern können ineinander übergehen je nach ihrer Aufgabe.

Die Aufgaben des Bindegewebes können kurz folgendermaßen umrissen werden:

1. Stützen und Binden,
2. Hüllenbildung,
3. Bildung von Sehnen, Bändern usw.
4. Polsterung (einschließlich Saftstromförderung),
5. Depotbildung (endokrine Aufgaben?).

Die unter 1. und 2. genannten Aufgaben sind z. T. nicht zu trennen. BENNINGHOFF versteht unter dem „bindegewebigen Stützskelett" sämtliche Zellhüllen, einschließlich des sie verbindenden lockeren Bindegewebes. Die Hüllen selbst wären aus Gitterfasergewebe oder maschenartigen kollagenen Fasern zu denken, die dem halbflüssigen, protoplasmatischen Inhalt Form geben und große Festigkeit besitzen. In Sehnen und Bändern sind die Fasern „gerichtet". Ihre Elastizität richtet sich nach der Masse der eingeschalteten elastischen Fasern. Sie ist z. B. im Nackenbande des Hirsches außerordentlich groß, in den Haltebändern des Knies dagegen praktisch nicht vorhanden. Dagegen haben diese Gewebe einen bestimmten tonischen Spannungsgrad, der reflektorisch an die gleichgekoppelte Muskulatur gebunden ist. So wird z. B. die Sehne eines gelähmten Muskels atonisch, bzw. das mediale Seitenband am Knie erhöht seinen Tonus, wenn die zum Pes anserinus ziehenden Muskeln, die einzelne Fasern auch in das Band senden, ihren Spannungsgrad unter Widerstandsgymnastik erhöhen. Die

Polsterung geschieht durch Einlagerung von Fett in das lockere Bindegewebe, das sich bei Bedarf vermehrt.

Im Unterhautgewebe ist die starke Saftstromförderung von Interesse. Die Weiterbeförderung der Lymphe ist in ihm viel leichter möglich als in der Muskulatur mit ihren starken Faszien.

Welche Bedeutung das lockere Unterhautgewebe für die Entstauung hat, ist vielleicht besonders deutlich durch die üblen Folgen der Kalbfleischschen Varizenoperation, bei der das Unterhautgewebe am Unterschenkel spiralig völlig durchtrennt wurde. Die danach entstehenden Ödeme des Unterschenkels waren praktisch nicht zu beseitigen.

Die Depotfunktion ist eine weitere sehr wichtige Aufgabe des Bindegewebes. Da es überall zwischen Zellen und Kapillaren eingeschaltet ist, müssen im Stoffaustausch alle Stoffe das Bindegewebe passieren. Bis zur endgültigen Übernahme des Stoffes durch das Blutgefäß bzw. die Zelle, lagern die Stoffe in ihm. Salze werden beständig in ihm festgehalten und zur Regelung der Blutisotonie gebraucht.

Darüber hinaus können eine ganze Reihe verschiedener Stoffe gespeichert werden. So die Ernährungsstoffe: Glykogen, Fett, Eiweiß, aber auch Chlor und anderes. Schwache Säuren bringen die kollagene Faser zur Quellung, während die Grundsubstanz dabei entquillt. Alkalien wirken, jedenfalls teilweise, in umgekehrter Richtung.

Depotbildung und Abgabe der Depots regelt sich ähnlich wie bei der Regulierung der Blutisotonie über das vegetative System.

Störungen in der Depotentleerung kommen vor. So sehen wir fast schwartenartige Polster im Unterhautgewebe über dem Kreuzbein und in der Lendenmuskulatur als regelmäßige Erscheinung beim chronischen Rheumatismus. Bei alten Leuten sind sie auch ohne Krankheitserscheinungen häufig. Derartige Polster finden sich relativ oft, besonders an Stellen, die wenig bewegt werden. Durch ausgiebige Bewegung sind sie abzubauen. Auch der Zerr- und Dehnreiz der Bindegewebstechnik wirkt ähnlich. Auch innerhalb der Headschen Zonen finden sich derartige Quellungen, auf die noch eingegangen wird.

Wachstum und Anpassung

Das Bindegewebe als das alle Körperzellen umspinnende Gewebe verfügt über eine außerordentliche Regenerationskraft, ja gradezu Wucherfähigkeit. Bei der Muskulatur wurde schon erwähnt, daß das wuchernde Bindegewebe die Regeneration des Muskels stört. Alles Granulationsgewebe besteht nur aus Bindegewebe und Gefäßen. Je nach Aufgabe kann auch die Form des Bindegewebes wechseln. Ein lockeres, ungeformtes z.B. kann maschenartige Hüllen um Fremdkörper bilden usw.

Die Anpassung an die im Gewebe notwendige Länge wird durch den Zug reguliert, der im Körpergewebe auf dieses ausgeübt wird. Innerhalb des Bewegungsapparates geschieht dies im wesentlichen durch die antagonistische Balance. Wird der Zug vergrößert, so verlängert sich das Bindegewebe in der Zugrichtung. Wird es dauernd entspannt, dann schrumpft es, die Fasern verkürzen sich. Verlängernd auf das Bindegewebe wirkt nur der sanfte und langandauernde Dehnreiz. Durch ihn wird auch überschüssiges Bindegewebe abgebaut. Brüske Reize können eine Schrumpfung des Bindegewebes hervorrufen. Möglicherweise handelt es sich hier um einen tonischen Reiz (siehe später).

Alles maschenartige und ebenso natürlich jedes lockere Gewebe kann die Länge nach Art der fortlaufenden Schere verändern. Je lockerer, um so größer ist die Scherfähigkeit. Durch Aufquellen und Vermehrung des Bindegewebes kann diese verringert werden. Das spielt bei der Bremsung von Gelenkbewegungen durch Imbibierung eine Rolle.

Tonus

Daß das Bindegewebe nicht nur durch Quellung, sondern auch auf nervös-reflektorische Impulse hin Längenänderungen eingehen kann, muß begründet werden.

Folgende Tatsachen machen dies wahrscheinlich:

1. Ruska und Wolfers haben eine Querstreifung des Bindegewebes nachgewiesen.

2. Veränderungen im Spannungsgrad der Hautdecke einschließlich der Unterhaut reagieren genau wie die Muskulatur durch Aufgabe der erhöhten Spannung unter der Vibration. Auch der Typus dieser Beeinflussung ist der gleiche. Während etwa 10 Minuten bleibt die Fehlspannung unverändert, um dann im Zeitraum von 15 Sekunden bis zu einer Minute aufgegeben zu werden. „Sie bricht in sich zusammen". Es ist unwahrscheinlich, daß genau die gleiche Reaktion auf verschiedenem Wege hervorgerufen wird. Umgekehrt kann in der gleichen Sitzung eine Fehlspannung innerhalb weniger Sekunden wieder hervorgerufen werden, wenn man in der Nähe der Wirbelsäule durch die Headsche Zone streicht. Natürlich kann an Änderungen in diesem Zeitraum durch humorale Einflüsse (über das vegetative System) gedacht werden; dagegen kann es sich nicht um Quellung- bzw. Entquellungszustände allein handeln, denn wir sehen auch ausgesprochene Einziehungen im Gewebe, die z.T. so angeordnet sind, daß sie nur durch Verkürzung bindegewebiger Fäden, die von der Haut in die Tiefe ziehen, erklärbar sind. Solche Längenänderungen aber können kaum durch Quellung oder Entquellung entstehen, die mehr die Breitendimension als ihre Längendimension meßbar verändern würde. So bleibt nur die Vorstellung von Längenveränderung innerhalb der Bindegewebsfaser durch Kontraktion unter dem Einfluß nervös-reflektorischer Impulse. Es sei ausdrücklich betont, daß es sich bei dieser Vorstellung um eine Arbeitshypothese handelt im Sinne Biers, der sagt, daß eine Theorie nicht richtig, sondern nur fruchtbar sein müsse.

Zusammengefaßt ergeben sich für die Therapie folgende Konsequenzen: Wucherndes Bindegewebe ist immer schrumpfbereit und bedarf frühzeitig der Dehnreize. Die sanfte Dehnung bekämpft nicht nur die Kontraktur, sondern baut auch überschüssiges Bindegewebe ab. Depots im Unterhautgewebe lassen sich durch den Zerr- und Dehnreiz der Bindegewebstechnik beeinflussen. Tonuserhöhungen bedürfen der Reize über das vegetative System, die örtlich durch Vibrationen oder durch die Bindegewebstechnik erfolgen können.

Die krankengymnastische Therapie bei chirurgischen Krankheitsbildern

Kontusionen der Körperdecke

Bei intra- und subdermalen Hämatomen darf man im allgemeinen mit ihrer Rückbildung ohne Fremdhilfe rechnen. Nur die größeren bilden sich rascher zurück, wenn man sie sanft knetet. Hierbei soll allerdings vermieden werden, das Hämatom zu stark zwischen die Finger zu nehmen. Die Hämatomplatte wird außerhalb ihrer Ränder, also im Gesunden gefaßt und sanft geknetet. Hauthämatome in der Nähe von Gelenken resorbieren sich durch die Bewegung des Gelenkes, da die entsprechende Hautpartie hierbei mit gedehnt wird. Bei der reichlichen Versorgung der subdermalen Gewebe mit Lymphgefäßen sind meist nur wenige Behandlungen nötig. Gerade wegen des Mangels an Lymphgefäßen eignen sich die Hämatome unter den breiten Faszien nicht für die Knetbehandlung. Vor allem die Hämatome unter der Fascia lata und der Fascia lumbo-dorsalis reagieren auf die Knetbehandlung meist ungünstig. Durch feine Vibrationen habe ich in diesen Fällen eine allmähliche Resorption des Ergusses mehrfach beobachtet, doch muß mit mindestens 10–15 Behandlungen gerechnet werden. Das schnellere und sichere Verfahren ist bei größeren Ergüssen deren Ausräumung.

Distorsion

Die Distorsion ist besonders geeignet, die Abwehrreaktion des Körpers und deren Auswirkungen funktioneller Art zu beschreiben.

Als erstes Beispiel sei die Distorsion im oberen Sprunggelenk beschrieben, also die Zerrung des Musculus fibularis brevis, sowie der talofibularen bzw. der calcaneofibularen Bänder. Die Zerrung zwingt zur Ruhigstellung des Fußes, um ein Weiterreißen auszuschalten. Dies geschieht durch den reflektorischen Hypertonus im Musculus fibularis brevis selbst, der als rotfasriger (Felderstruktur-)Muskel die Haltespannung übernimmt. Ein weiterer Schutz liegt in der Stellung des Fußes. Er wird auswärts gestellt und kann ohne Aufgabe der Außenrandhebung über den Außenrand abrollen. Durch diesen Haltemechanismus werden die gezerrten, hinter dem Malleolus laufenden Sehnen und auch die von ihm ausgehenden Bänder vor plötzlicher, ruckhafter Dehnung geschützt. Da andererseits damit die Bewegung der Sehnen in ihrem Gleitapparat unterbunden wird, kommt es zu Verklebungen. Wird nun eine größere Bewegung erzwungen, so verursacht sie Schmerzen. Geschieht das Erzwingen unerwartet und schnell, so kann die reflektorische Gegenspannung durch den Musculus fibularis brevis so heftig sein, daß es zu erneuter Distorsion kommt. In solchen Fällen kann man von einer habituellen Distorsion sprechen. Betastet man die befallenen Gewebe, so fällt nicht nur die Verdickung in der Gegend des Gleitapparates hinter dem Malleolus auf, sondern vor allem auch die meist ungewöhnliche Härte des Musculus fibularis brevis. Oft bestehen Beschwerden nur in den ersten Tagen. Es folgt eine Periode relativer Beschwerdelosigkeit, und erst nach einer Reihe von Wochen (2–8) folgen nun vermehrte Schmerzen, die bereits bei kleinen Fehlbewegungen mit Heftigkeit auftreten können. Leriche hat zeigen können, daß diese Beschwerden durch Gefäßsperren über den Sympatikus ausgelöst werden und hat durch Novocaininfiltrationen und sofortige Bewegungen in der Anästhesiephase Beschwerdefreiheit erreichen können. Ist einmal die Gefäßsperre aufgehoben, so bleibt sie es meistens auch über die Anästhesiezeit hinaus.

Leriche hat später auch dieselbe Therapie bei frischen Distorsionen angewandt und postuliert, daß der Schmerz auch in diesen Fällen durch den Gefäßspasmus ausgelöst werde.

Nach meinen Erfahrungen ist bei frischen Distorsionen ein eindrucksvoller Erfolg in gut 50% verhanden, also sehr beachtlich. Die theoretisch anzunehmende Gefahr, daß durch Aufhören der Schmerzsperre während der Novokainblockade eine völlige Ruptur eintreten könne, scheint in der Praxis nicht erheblich zu sein.

Die schwedischen Heilgymnasten haben übrigens schon seit P. H. Ling die Bewegungstherapie am Tage der Verletzung verlangt und bezeichnen ihre Unterlassung als Kunstfehler. Man kann nur annehmen, daß durch ihr Vorgehen (Massage und Bewegung) ebenfalls eine Gefäßsperre überwunden wird. In ausgedehnten Vergleichsbeobachtungen habe ich ein anderes Verfahren als noch besser erprobt. Durch Anlegung eines Gibneyschen Steigbügelverbandes mit einem noch darübergelegten zirkulären Elastoplastverband vermeide ich die Zwangshaltung des Fußes mit Außenrandhebung. Der Patient findet durch Tritt in den ,,Steigbügel" den gewünschten Schutz und geht, wenn auch unter Schonung, ohne ausgesprochen starre Fußhaltung. Hierdurch konnten auch die habituellen Spätfolgen fast immer vermieden werden.

Sind die genannten Erscheinungen – Hypertonus bzw. Myogelose im Musculus fibularis brevis, Verdickung des Sehnengleitapparates hinter dem Malleolus filubularis – eingetreten, und lösen sie den Circulus vitiosus der habituellen Beschwerden aus, so muß in diesen Mechanismus eine Bresche geschlagen werden. Das geschieht durch Knetung des Musculus fibularis brevis, in dem meist Myogolese und Hypertonus sich mischen, und Bewegung der Sehnen in ihrem Gleitapparat durch kräftige Widerstandsübung aller Außenrandheber und der Dorsalflektoren. Daneben wird man das ganze System der Fußübungen, wie sie unter ,,Plattfuß" beschrieben sind, durchüben lassen. Es ist erstaunlich, wie selbst alte Distorsionen z.B. bei Sportlern, die sich immer wieder verletzen, in relativ kurzer Zeit funktionell und anatomisch geheilt werden. Man kann behaupten, daß gerade bei diesen alten Fußdistorsionen, die ihren Trägern oft erhebliche Beschwerden machen, die Bewegungstherapie ihre großen Triumphe feiert. Der beschriebene Haltemechanismus mit der allmählichen Gelosenbildung im Musculus fibularis brevis setzt auch ein, wenn die Zerrung sich nicht auf Bänder und Sehnen der Außenseite bezieht, sondern auf die der Innenseite, und immer wieder habe ich die Beobachtung gemacht, daß erst die Gesundung des genannten Muskels die Voraussetzung für die funktionelle Heilung gab. Bei der frischen Distorsion beginne ich mit der ausgiebigen Bewegungstherapie erst nach 5–8 Tagen. Der sofortige Beginn der Übungsbehandlung bietet dann keinen Vorteil, wenn der genannte Verband dem Fuß eine gute Stütze gibt. Bei leichteren Distorsionen kann dann sogar auf die Bewegungstherapie oft verzichtet werden. Bei stärkeren Distorsionen ist der obengenannte Sperrmechanismus oft nicht zu vermeiden und macht die Übungsbehandlung notwendig. Bei Sehnenlücken mit der Gefahr eines kompletten Risses habe ich die Stillegung in Gips oder chirurgisches Vorgehen vorgezogen. Die Gipsverbände werden m.E. von den Chirurgen oft zu lange liegen gelassen. Nach 14 Tagen ist mit einem Regenerat des Bindegewebes zu rechnen, das nun der Zugbeanspruchung bedarf, die erst den Bindegewebsfasern ihre Ausrichtung gibt. Unterbleibt sie, so fehlt der Reiz zur Umordnung der ungeordneten kollagenen Fibrillen in normales Sehnengewebe. Ob es dem Krankengynmasten nach vielwöchiger Ruhigstellung gelingt, diese Umwandlung zu erreichen, ist unsicher. Den Gips länger als 2 Wochen liegen zu lassen, muß von krankengymnastischen Gesichtspunkten im allgemeinen als Kunstfehler bezeichnet werden.

Kniedistorsion

Auch die Behandlung der Bandzerrung am Knie, meist des Ligamentum collaterale tibiale ist von theoretischem und praktischem Interesse. Das gezerrte Band, das nach der Verletzung stark imbibiert ist, pflegt in einer Dehnstellung zu heilen. Das seitliche Wackeln des Knies ist auffällig und für den Träger höchst unangenehm. Wird nun die Muskulatur, die den Unterschenkel zu adduzieren vermag, also die am Pes anserinus ansetzenden Fasern des Musculus vastus tibialis, soweit sie an der medialen Tibiakante inserieren, gegen große Widerstände geübt, so erhöht sich der Tonus und mit ihm reflektorisch auch der Spannungsgrad des verletzten Bandes. Diese immer wieder beobachtete Erscheinung beweist die reflektorisch-funktionelle Koppelung von Band und Muskeln. Diese in der Literatur wenig beachtete Koppelung ist nicht überraschend. Wir sehen ja ähnliche funktionelle Koppelungen z.B. zwischen Muskulatur und Knochen, denn die durch Übung sich verdickende Muskulatur hat auch die Verdickung des Knochens zur Folge. Die gesetzten Widerstände müssen allerdings sehr stark sein. Technisch ist das gegeben, wenn der Widerstand des Gymnasten am Fuß angesetzt wird.

Gern benutze ich den in jedem Fall reflektorisch gekoppelten Synergismus der den Fuß supinierenden und den Unterschenkel adduzierenden Muskeln. Die Hand des Gymnasten umgreift die mediale Fußkante. Gegen ihren Widerstand ist der Fuß zu supinieren und unter O-Stellung im Knie das ganze Bein zu adduzieren. Der am langen Hebelarm angreifende Gymnast kann den Widerstand so groß gestalten, daß er gerade noch zu überwinden ist. Auch hier sind die Erfolge der Übungstherapie im allgemeinen sehr gut. Voraussetzung ist natürlich, daß eine Ruptur des Bandes nicht übersehen wurde. Selbst bei länger zurückliegender Verletzung, bei der der Gedanke einer Bandplastik nahelag, weil das Wackeln zu stark war, konnten noch befriedigende Ergebnisse unter einer energischen Übungsbehandlung erreicht werden. Man wird mit 12–18 Behandlungen in 4–6 Wochen rechnen müssen. Wenn ich aus meiner langen Erfahrung, die sich vorwiegend auf junge Sportsleute bezieht, einen statistischen Eindruck der Behandlungserfolge geben soll, so glaube ich mit 80% voller funktioneller und anatomischer Heilung etwa die richtige Zahl zu nennen. Der Rest waren die schweren Distorsionen, in denen gleichzeitig andere Verletzungen das Bild komplizierten. Weniger sicher sind die tonischen Einflüsse auf andere Bänder am Kniegelenk. Dies mag seinen Grund darin haben, daß das mediale Band, mit der Kapsel eng verbunden, viel mehr Muskelfasern in sich einstrahlen hat.

Das laterale Seitenband liegt oberflächlicher, hat keinen Anteil an der Kapselbildung und ist reflektorisch weniger stark an die Muskulatur gebunden. Trotzdem sind die Erfolge der Abduktionsbehandlung im Knie, die wieder mit der Fußaußenrandhebung gekoppelt wird, noch beachtlich.

Die Bandschwäche der Kreuzbänder wird durch kräftige Spannungsübung der Beuger am Oberschenkel bekämpft, indem der Behandelnde den Unterschenkel dicht unterhalb des Kniegelenks umgreift und die Schubladenbewegung einleitet, die durch die kräftige Anspannung der Beuger verhindert werden muß.

Auch hierbei werden immer wieder Erfolge beobachtet, die nicht zu übersehen sind. Es muß aber betont werden, daß der volle funktionelle Erfolg leider meist nicht erreicht wird.

Meniskusverletzungen

Theoretisch müßte angenommen werden, daß eine Übungsbehandlung die Einklemmungsneigung des Meniskus nicht verhindern kann. Die praktische Erfahrung aber lehrt etwas anderes.

Es ist häufig nicht die distorquierende Bewegung, die z.B. beim Fußballspiel oder Skilaufen zur ersten Verletzung führte, die die Einklemmung auslöst, sondern diese ereignet sich beim Gehen auf der Straße – fast ohne äußere Ursache – oder bei kleinsten Anlässen. Bei diesen habituellen Einklemmungen fällt oft die starke Atonie und Atrophie der Muskulatur auf. Gelingt die Wiederherstellung der normalen Kraft- und Tonusverhältnisse, so hören die Einklemmungserscheinungen häufig auf.

Noch etwas andres kann das Einklemmungsereignis herbeiführen. Es finden sich am dorsalen Rande des inneren bzw. äußeren Musculus vastus (Quadriceps) hypertonische Faserbereiche von etwa Strohhalmdicke. Diese können sich plötzlich und ruckhaft verkrampfen, sowie sie bei einer Bewegung des täglichen Lebens überdehnt werden. Dadurch wird in der Bewegung des Gelenkes eine plötzliche Richtungsänderung hervorgerufen und der Meniskus aus seinem Lager gerissen. Bringt man durch feine Vibrationen den Strang in seinen normalen Tonus zurück, so kann damit die habituelle Einklemmungsneigung völlig verschwinden. Die Zahl der Dauererfolge durch Übungsbehandlungen bei habitueller Meniskuseinklemmung kann mit etwa 25% beziffert werden. Diese Erfolge sind groß genug, um den konservativen Behandlungsversuch immer zu machen.

Luxationen

Wie bei jeder Gelenkverletzung wird das Bestreben zur Stillstellung durch den Hypertonus der Muskulatur, durch die Imbibierung sowie Vermehrung des Bindegewebes mit späterer Schrumpfung durch den Gelenkerguß erfüllt. Der Gelenkerguß fehlt nie, wenn der Knorpel verletzt ist und dessen weitere Schädigung durch das Auseinanderdrücken der Gelenkflächen verhindert werden muß. Die bindegewebige Kontraktur ist in ihrer Stärke ebenfalls abhängig von der Schwere der Gelenksschädigung. Da der Kapselriß immer, oft auch Knorpel- oder Knochenabsprengungen vorhanden sind, stellt die Luxation immer eine starke Binnenverletzung dar. Dem entspricht eine auffallende Neigung zur bindegewebigen Kontraktur. Bei älteren Menschen setzt diese sehr rasch ein. Das Wichtigste bei der Heilung ist zunächst, daß der Kapselriß vernarbt. Dieser und der Gelenkerguß verlangen die Ruhigstellung. Die Schrumpfung wegen der Gefahr der Gelenkversteifung verlangt die Bewegung. Das ist der Grund, warum MAGNUS speziell für die Schulterluxation den Beginn der Bewegungstherapie bereits in den ersten Tagen nach der Verletzung verlangt. Gegen dieses Verfahren könnte sprechen, daß bei stärkerer Bewegung der Riß wieder aufplatzen und der Erguß sich wieder vermehren kann. Der Kapselriß und der Gelenkerguß stehen überhaupt in einer gewissen Konkurrenz. Ich erlebte bei einer Knieluxation mehrfach hintereinander das Füllen der Gelenkkapsel mit einem stärkeren Erguß und dessen spontane Entleerung durch den wieder aufplatzenden Kapselriß. Dies kann durch Frühbehandlung begünstigt werden. Andererseits kann die Schrumpfung des periartikulären Bindegewebes rasch einsetzen und bei älteren Menschen monatelang Beschwerden verursachen. Bei diesen ist deshalb das Verfahren nach MAGNUS vorzuziehen. MAGNUS wünscht den Behandlungsbeginn spätestens am dritten Tage nach der Verletzung. Innerhalb der nächsten 10 Tage soll um 5–10 Grad in allen Richtungen bei langsamem Tempo aktiv und unter sicherer Führung durch den Behandelnden täglich mindestens einmal bewegt werden. Nach Ablauf dieser 10 Tage können die Bewegungen im Rahmen des Möglichen vergrößert werden, da nach 8–10 Tagen mit einer genügend festen Narbe des Kapselrisses gerechnet werden kann.

Junge Menschen werden auch im stillstellenden Verband Bewegungsgrößen von 5–10 Grad regelmäßig erreichen, weil sie sich einfach nicht so stillhalten. Ich habe deshalb bei jüngeren Menschen – bis etwa zum 35. oder 40. Lebensjahr – auf die Frühbehandlung verzichtet, da bei vergleichender Behandlung zwischen Frühbeginn und einer solchen vom zehnten Tage an die gleichen Ergebnisse erzielt wurden.

Der muskuläre Hypertonus betrifft zunächst die gesamte, die Gelenke umgebende Muskulatur.

Nach etwa 8–10 Tagen ändert sich das Bild. Die große Masse der Muskulatur atrophiert und wird atonisch. Nur einzelne Stränge bleiben hypertonisch. Sie liegen fast immer an charakteristischen Stellen und können im Laufe der Zeit gelotisch werden. Bei der Schulterluxation sind es vor allem die Schulterblatt und Arm verbindenden Adduktoren, also Musculus subscapularis und infra spinam und Mm. teretes, die zur Gelose neigen. Hinzu kommen Fasern im obern Trapeziusabschnitt.

Der Synergismus dieser Gruppen ergibt sich daraus, daß der Schulter- und Armverletzte den Oberarm unter Hochziehen der Schulter an den Rumpf preßt und so durch lange Zeit statisch hält. Auch der Musculus latissimus dorsi pflegt in diese Haltespannung einbezogen zu sein und zunächst in Schulterblattnähe, allmählich im ganzen Verlauf hypertonisch zu werden. Tritt dies ein, so findet sich damit gleichzeitig wie bei der Periarthritis humero-scapularis auch das Unterhautbindegewebe über dem Kreuz und um das Schulterblatt induriert. Erklärlicherweise finden sich auch in allen anderen um das Schultergelenk liegenden, sowie das Schulterblatt bewegenden Muskeln hypertonische Bezirke. Die Beweglichkeit ist weitgehend eingeschränkt, vor allem die Drehung des Armes mehr oder weniger aufgehoben. Eine besondere Rolle spielt hierbei der Musculus supra spinam. Er dient als Halter des Oberarmkopfes und verstärkt seine Funktion bei Erkrankungen des Gelenkes. Wie stark seine Kontraktur werden kann, wird daraus ersichtlich, daß seine Sehne bei der Ausbildung der Periarthritis Kalkschatten bildet, das Zeichen langdauernder Kontraktur. Durch diese Kontraktur wird der Oberarmkopf so stark unter das Akromion gezogen, daß die Seithebung über die Horizontale mechanisch behindert sein kann. Gelenkergüsse pflegen in den ersten 2–3 Wochen noch vorhanden zu sein.

Aus diesen Erscheinungen ergibt sich die Art der Therapie:

Bewegungseinschränkung und Hypertonus lassen sich durch Bewegungsübungen beheben, Gelosen nur durch gezielte Massage. In den ersten Behandlungstagen, also beim älteren Patienten vom 3. Tag, beim jüngeren vom 8. oder 10. Tag nach der Verletzung an, steht die Bewegungsbehandlung im Vordergrund. Die Behandlung geschieht etwa nach folgendem Schema:

1. Behandlungstag: Aktive Bewegungen nach allen Richtungen um 10° unter Zug und Führung der bewegten Extremität. Bei Gelenkerguß feine Vibration über dem Gelenk selbst und ableitende, leichte Knetungen der umgebenden Muskulatur. Zeitdauer meist nicht länger als 10 Minuten.

2. Behandlungstag: Vergrößerung des Bewegungsausmaßes um 10°; im übrigen dasselbe.

3. Behandlungstag: Bei gleicher Bewegungsgröße Einschaltung leichter Widerstände unter Beibehaltung des Zuges am Arm. Auf die Drehbewegung im Gelenk ist Wert zu legen. Myogelosen in der Achselhöhle werden mit mäßig kräftigen Knetungen angegriffen.

Nach einer Woche werden erstmalig dehnende Schüttelungen bei Kontrakturen im periartikulären Bindegewebe dazu genommen. Wenige Tage später beginnen aktive Pendelbewegungen des Patienten. Zu diesem Zeitpunkt haben sich die Kontrakturen in den verschiedenen Muskeln ausgebildet.

Ist vor allem die Seithebung über die Horizontale durch Anschlagen des Tuberculum majus an das Acromion infolge der Schrumpfung des Musculus supra spinam unmöglich geworden, so muß diese durch Pendelschwünge des Armes unter bewußter Entspannung der Schultermuskulatur bekämpft werden. Das Bewegungsausmaß darf nicht zu groß sein, sonst ist das Gefühl der Entspannung kaum zu erzielen. Dieses wird geübt, indem der Patient die gleichen Pendelbewegungen mit der gesunden Seite ausführt und hier das Gefühl der muskulären Entspannung, d.h. des leichten Herausrutschens des Kopfes aus der Pfanne, erlebt. Dann fällt ihm das bewußte Entspannen auf der kranken Seite leichter. Das Gewicht des pendelnden Armes wird zweckmäßig vergrößert durch leichte, in der Hand gehaltene Gewichte. Es empfiehlt sich einen ein-, höchstens zweipfündigen Sandsack, dessen Band um das Handgelenk geschlungen wird, hierzu zu verwenden. Nur bei sehr muskelstarken Individuen wäre das Gewicht zu erhöhen. Die Seithebeübungen werden erst sinnvoll, wenn die Kapsel- und die

Muskelkontraktur merklich nachgelassen hat. Die Pendelschwünge können mit der Zeit zum vollen Kreis ausgedehnt werden. Die Widerstandsübungen werden verstärkt, Würfe mit dem kleinen Medizinball kommen hinzu, ferner Stützübungen im Vierfüßlerstand, Übungen mit dem Stab usw., bis die volle Bewegungsgröße erreicht ist. Die Verletzung der Kapsel bedingt vielfach eine Weitung derselben, die ja bei der habituellen Luxation eine besondere, auslösende Rolle spielt. Für ihre Bekämpfung kommen ähnliche Gedankengänge in Frage wie für die Tonisierung erschlaffter Bandapparate. Die isometrische Spannungsübung des gesamten Muskelmantels wird bei allen Luxationen zur Straffung der Kapsel angewandt. Bei der Schulter geschieht es, indem der Behandelnde die Schulter in verschiedenen Stellungen fixiert und den Patienten zur kräftigen Spannung der Muskeln auffordert, wobei jede Bewegung des Gelenkes verhindert werden muß.

Auch die Massage kann nicht entbehrt werden. Wird der Abduktion durch Myogelosen der Adduktoren ein stärkerer Widerstand entgegengesetzt, so bedarf es oft der sehr kräftigen Knetung, nur wird von vielen Masseuren der richtige Platz nicht erreicht, weil die massierende Hand nicht tief genug in die Achselhöhle geführt wird. Erst wenn der Masseur vom Rücken her die Hand so in die Achselhöhle legt, daß seine Daumengabel an die hintere Achselwand anstößt, erreichen die ausgestreckten Finger den Musculus subscapularis. Wurde dessen Knetung vorher versäumt, so kann nunmehr nach wenigen Behandlungen eine grundlegende Änderung in der Bewegungsgröße eintreten.

Wenn eine Periarthritis humeros-scapularis sich ausbildet, so pflegen die obengenannten Erscheinungen im Unterhautbindegewebe deutlich zu werden. In diesem Falle genügt die Durcharbeitung der Schulter allein nicht mehr. Wir bestätigen die Angabe von Frau Dicke, daß in diesen Fällen die Massage vom Kreuz her aufbauend notwendig wird (siehe Periarthritis humero-scapularis). Die Erfolge der Übungsbehandlung sind gut. Bei jüngeren Menschen bis etwa zum 40. Lebensjahr wird in etwa 3–4 Wochen bei 3maliger Behandlung je Woche die volle Beweglichkeit erreicht. Bei älteren Menschen haben wir im allgemeinen 6 Wochen und länger (bis zu 3 Monaten) bis zur vollen Wiederherstellung gebraucht.

Habituelle Luxation

Drei Faktoren begünstigen die mehrfache Wiederausrenkung: Erstens die Verletzung des Limbus, zweitens die Weite der Kapsel bei Atonie der Schultermuskulatur, drittens plötzlich einsetzende Reflexsperren in der umgebenden Muskulatur. Punkt 2 und 3 sind der Behandlung zugänglich.

Bei der häufigsten habituellen Schulterluxation, der präglänoidalen, finden sich – ähnlich wie bei Meniskusverletzung – plötzlich einsetzende Spasmen in den unteren Fasern des Musculus pectoralis. Das Herunterdrücken des Türgriffes z. B. kann einen solchen Spasmus auslösen und durch diesen das Herausrutschen des Oberarmkopfes veranlaßt werden.

Nur in den Fällen, in denen dieser Spasmus vorliegt, kann mit einem Erfolg der konservativen Therapie gerechnet werden. Die genannten Stränge sind auch in der Ruhe als hypertonisch zu fühlen, meist mit einem gelotischen Kern.

Die Behandlung besteht in der Vibration dieses hypertonischen Stranges und erst, wenn dieser praktisch verschwunden ist, in der Knetung etwa noch vorhandener myogelotischer Herde. Neben die Behandlung dieses isolierten Stranges tritt die Kräftigung der gesamten Schultermuskulatur vorwiegend mit isometrischen Spannungsübungen. Es gelingt zwar nicht, damit die geweitete Kapsel zur wirklichen Retraktion zu bringen, aber schon die Stärkung des Muskelmantels schränkt die Häufigkeit der Luxation ein. Die Erfolge dieser Behandlung sind ähnlich zu bewerten wie die an anderer Stelle mitgeteilten habitueller Meniskuseinklemmungen (S. 13). Etwa 25% der Fälle verlieren die Neigung zur Luxation. Zählt man aber nur diejenigen, bei denen die Subluxationen überwogen, so ist das Erfolgsverhältnis noch günstiger.

Ellbogenluxation

Die muskulären Verspannungen beziehen sich im wesentlichen auf die Beuger am Oberarm mit Bevorzugung des Musculus brachialis. Viel weniger auffallend sind diejenigen im Strecker. Ebenso spielen die Härten in der Unterarmmuskulatur eine untergeordnete Rolle. Dies mag seinen Grund in der Tatsache haben, daß sie bei der Luxation, die ja praktisch immer nach der Streckseite erfolgt, eher in die Erschlaffungs- als in die Dehnphase geraten. Aus dem gleichen Grunde ist der relativ kurze Musculus brachialis der am stärksten durch Überdehnung gefährdete.

Die Einleitung der Bewegungstherapie geschieht unter ähnlichen Gesichtspunkten wie bei der Schulter. Nur vermeide ich noch mehr als dort die passiven Bewegungen. Die schüttelnde Dehnung z.B., die dort noch empfohlen wurde, habe ich beim Ellbogen nicht anwenden lassen. Der Hauptgrund hierzu liegt in der Gefahr der Myositis ossificans. Mit auffallender Regelmäßigkeit findet man im unteren Drittel der Beuger am Oberarm, vor allem im Bereich des Musculus brachialis, eine muskuläre und bindegewebige Verspannung, deren passive Dehnung ebenso wie ihre Knetung die Gefahr der Myositis ossificans mit sich bringen. In neuerer Zeit haben sowohl Hohmann wie Junge hierauf aufmerksam gemacht; Erfahrungen, die auch ich bestätigen kann.

Anders steht es dagegen mit der feinen Vibration. Ich habe seit längerer Zeit diese tastbare Verspannung in den Oberarmbeugern mit feinsten Vibrationen, und nur mit diesen, praktisch auch unter Verzicht auf eine Übungsbehandlung bearbeiten lassen. Unter dieser Behandlung besserte sich die immer wieder beobachtete starke Bewegungseinschränkung innerhalb von 14 Tagen bis 3 Wochen so stark, daß der Arm für die Verrichtungen des täglichen Lebens bereits wieder gebrauchsfähig war. Eine Myositis ossificans habe ich seither nie mehr erlebt, dagegen in 2 Fällen zarte Schattenbildungen, die als Beginn einer solchen aufgefaßt wurden, im Röntgenbild wieder verschwinden sehen. Ich empfehle daher diese Behandlung angelegentlichst. Auf die Bewegungsbehandlung kann im allgemeinen verzichtet werden, es sei denn, daß eine Überängstlichkeit des Patienten den Wiedereinsatz im täglichen Leben verhindert und daher diese natürliche Übung ersetzt werden muß. In diesen Fällen empfiehlt sich die Streckübung gegen den Widerstand der Hand des Behandelnden. Die Beugehemmung wird dabei leichter überwunden als etwa bei aktiven Bewegungen ohne Widerstand. Dehnende Übung für die Beuger auch in Form von Dehnschüttelungen habe ich unterlassen. Der Einsatz des Armes im täglichen Gebrauch ist das Wichtigere.

Frakturen

Allem vorangestellt sei, daß jeder länger liegende Patient zur Vermeidung der hypostatischen Pneumonie der täglichen vertieften Atemübungen bedarf. Bei alten Leuten wäre die Unterlassung derselben ein Kunstfehler. Gesundheit und Wohlbefinden verlangen im übrigen die ständig wiederkehrende Stoffwechselübung. Im übrigen sehen wir bei Frakturen die gleichen Reaktionen, wie sie bei Distorsionen beschrieben wurden. Die Muskulatur geht rasch in einen Hypertonus über. REHN konnte durch myoelektrische Untersuchungen feststellen, daß hier ein echter Dauertetanus entsteht. Nach der neuen Schäferschen Deutung bedeutet dies einen Hypertonus durch unwillkürliche, also reflektorische Mehrinnervation. In einer Reihe von Tagen geht dieser reflektorische Hypertonus wieder zurück, und die große Masse der Muskulatur wird atonisch und gleizeitig atrophisch. Dagegen findet man eingestreut in die Masse der Muskulatur eine Reihe von hypertonischen Strängen von Bindfaden- bis Kleinfingerdicke. Dieser Zustand bleibt bis zur knöchernen Heilung bestehen und ist vorher auch nicht bereit, sich wesentlich zu ändern. Das Bindegewebe, besonders das periossale, ist imbibiert. In den anliegenden Gelenken findet sich nicht selten ein Erguß, und ebenso gehört zum klassischen Bilde immer das Ödem der Haut und Unterhaut. Es sei daran erinnert, daß unter dem stillstellenden Verband die Ödeme vielfach zurückgehen, Haut und Unterhaut stark atrophieren, das Bindegewebe dagegen ausgesprochen wuchert. Bei den über viele Wochen liegenden Verbänden bedeutet die mit der Wucherung verbundene Kontraktur die Gefahr der Versteifung.

Die krankengymnastische Behandlung nach Frakturen

Genau wie bei den bisher behandelten Erkrankungen des Bewegungsapparates muß nach der knöchernen Heilung, also von dem Augenblick, von dem an das Gewebe bereit ist, seine Fehlfunktion aufzugeben, die Bekämpfung der Atonie und Atrophie der Muskulatur sowie die des Hypertonus und evtl. der Myogelose unsere Sorge sein. Dazu tritt die Sorge für die gute Wiederdurchblutung der atrophierten Haut und die dehnende Behandlung des Bindegewebes, womit gleichzeitig die Versteifung der Gelenke bekämpft wird. BÖHLERs großes Verdienst ist es, auf die Ausnutzung der konsensuellen Hyperämie und der stoffwechselmäßigen Anregung durch Bewegung aufmerksam gemacht und dafür gesorgt zu haben, daß der Patient vom ersten Tage an alle bewegbaren Gelenke durchbewegt. Damit wird nicht nur dafür gesorgt, daß überhaupt nicht beteiligte Gelenke durch die lange Liegezeit einrosten und nur mit Schwierigkeit wieder beweglich zu machen sind, sondern vor allem werden dadurch Muskelwirkstoffe in den Kreislauf gebracht, die die Atrophie der stillgestellten Gewebe günstig beeinflussen. Durch die energische und immer wieder vorgebrachte Forderung dieser Therapie hat BÖHLER dazu beigetragen, daß die bewegungstherapeutische Behandlung der Frakturen Allgemeingut der Chirurgen geworden ist. So hoch ich diese Anregung BÖHLERs einschätze, so kann ich nur nicht mit seiner völligen Ablehnung der Massage einverstanden sein. BÖHLER kommt zu ihr aus der Kenntnis einer Reihe von Mißerfolgen fehlerhaft ausgeführter Massagen, bei denen die Indikationen für die Massage, die von der Schullehre klar herausgearbeitet sind, gröblich übersehen wurden. Man kann aber bei törichter Anwendung die deletären Folgen nicht der Methode, sondern nur dem Ausführenden zur Last legen. Hier hat BÖHLER sich geirrt. Ich gebe ihm aber vollkommen recht, daß vielfach die Bewegungstherapie gegenüber der Massage zu kurz kommt. Das ist bekämpfenswert, darf uns aber nicht veranlassen, das Kind mit dem Bade auszuschütten. Unentbehrlich ist die Massage zur Beseitigung von Myogelosen, die in der Nähe von Gelenken deren Beweglichkeit häufig einschränken oder Anlaß zu Bewegungssperren geben. Sie können auch trotz der regelmäßigen Bewegung der anderen Gelenke unter dem stillstellenden Verbande entstehen und durch Monate oder Jahre immer wieder Beschwerden verursachen. Mit der Massage der Myogelose haben wir in unendlich vielen Fällen so offensichtliche

Erfolge erzielen können, daß sie m.E. überhaupt nicht zu entbehren ist. Auch die schweren Atrophien der Haut sind besonders bei älteren Menschen Indikationsgebiet für die Massage. Gewiß verschwindet sie mit der regelmäßigen Bewegungsbehandlung auch ohne Massage. Aber das Verfahren wird nach meiner Überzeugung deutlich abgekürzt. Wenn von Böhler-Schülern behauptet wird, daß die Massage geeignet sei, eine Sudecksche Atrophie zu erzeugen, so muß ich dem lebhaft widersprechen. Weder in 15jähriger Arbeit an der Bierschen Klinik noch in weiteren 9 Jahren an den Kliniken in Freiburg (Rehn) und Straßburg (Zuckschwerdt), in denen praktisch alle bettlägerigen Frakturen mit Bewegungsübungen und auch Massage behandelt wurden, habe ich jemals dadurch eine Sudecksche Atrophie veranlaßt gesehen.

Solange fixierende Verbände anliegen, sollen also vom ersten Tage der Verletzung (oder spätestens vom dritten Tage an) alle bewegbaren Gelenke und Gliedabschnitte mehrfach täglich durchbewegt werden. Dies geschieht am besten als Gruppenbehandlung mit einfachen Übungen. Ein Übungsschema ist S. 84 angegeben. Wie Böhler beschrieben hat, ist bei diesem Vorgehen das Glied beim Abnehmen des Verbandes bedeutend plastischer geformt, die Atrophie der Muskulatur und besonders der Haut weniger auffallend und die Gelenke besser beweglich. Das bedeutet für die Zeitdauer der späteren Nachbehandlung eine wesentliche Verkürzung und damit Verbilligung des Verfahrens. Keineswegs ist es leider so, daß immer die Gelenke völlig frei beweglich wären, es ist nur ein gradueller, wenn auch sehr deutlicher Unterschied gegenüber den nichtbewegten Patienten.

Bei den schweren, komplizierten Frakturen, wie wir sie im Kriege gesehen haben, ist auch dieses Verfahren nicht ausreichend, um die schweren Gelenkkontrakturen zu verhindern. Es bedarf der häufigen Veränderung der Gelenkstellung, also des gelenkbeweglichen, stützenden Verbandes, mit dem eine die Frakturstellung praktisch nicht beeinflussende tägliche Änderung der Gelenkstellung erzeugt werden kann. Ohne diese Maßnahme wird häufig später die volle Beweglichkeit nicht erreicht werden können.

Hätte während des Krieges die Möglichkeit bestanden, dieses Verfahren häufiger anzuwenden, so wäre den Verletzten viel Qual, den Krankengymnastinnen viele schwere Arbeit erspart geblieben.

Nach Abnahme des fixierenden Verbandes ist das Behandlungsschema in der Reihenfolge der erwähnten Erscheinungen etwa folgendes:

Erscheinungsbild	Behandlung
1. Allgemeiner Gewebszustand	Große Gelenkbewegungen, Widerstandsübungen, Gefäßturnen
2. Hautatrophie	Streich- und Knetmassage
3. Gelenkversteifung und Gelenkverbackung	Dehnung, Zirkelung, Bindegewebsmassage, Schüttelung, Widerstandsübungen
4. Unterhautgelosen	Bindegewebsmassage, Knetung
5. Muskelatrophie und Muskelatonie	Widerstandsübungen
6. Ödembildung	Streichung, Umlagerung, Gefäßturnen
7. Gestörtes Gefäßspiel	Gefäßturnen.

Wenngleich die Bekämpfung der Atrophien im wesentlichen in der Widerstandsgymnastik besteht, so beginnen wir doch im allgemeinen die Behandlung nach Abnahme des Verbandes mit einer leichten Streich- und Knetmassage. Die erzielte Hyperämie der Haut begünstigt den besseren Turgor. Man sieht manchmal direkt nach den ersten Behandlungen die verbesserte Plastik der Haut. Die Knetmassage der Muskulatur macht die hyperämisierte Muskulatur empfänglicher, den Übungsreiz mit einer Hypertrophie zu beantworten. Auch aus den Sporterfahrungen wissen wir ja, daß leichte Durchwalkung der Muskulatur vor der sportlichen Übung deren Leistung verbessert. Warum sollten wir nicht das gleiche für das frakturierte Glied annehmen? Die Massage wird nur wenige Minuten durchgeführt. Es folgen die Widerstandsübungen. Der gesetzte Widerstand wird so gewählt, daß die Muskulatur möglichst ohne Zittern gespannt wird. In den ersten Tagen wird ein klonisches Zittern auch bei geringen Widerständen bemerkbar sein. Dem weiche ich aus durch eine kurze, ruckartige Bewegung nach dem Kommando: „Zuck" oder „Hopp". Die Entspannung erfolgt also direkt nach der kurzen, ruckhaften Spannung. Die Pause muß so gewählt sein, daß die nächste Spannung ohne deutliches Ermüdungsgefühl ausgeführt werden kann. Nach wenigen Behandlungen pflegt die Muskulatur kräftiger zu werden, und damit können auch die Widerstände wachsen. Die Bewegungsgrößen in den beteiligten Gelenken bleiben in den ersten Tagen gering. Man soll auch nicht etwa durch passive Bewegungen dies Ziel zu erreichen suchen. Solange die muskuläre Atrophie andauert, besteht keine Neigung zu ihrer Vergrößerung. Im Gegenteil setzen häufig bindegewebige Sperren im periartikulären Gewebe ein.

Dieser Zustand ändert sich erst, wenn die bewegende Muskulatur kräftiger wird, was durch Widerstandsübungen mit geringem Bewegungsausmaß, also praktisch mit isometrischen Spannungen, anzustellen ist. Sowie das Ziel der Kräftigung erreicht ist, vergrößert sich die Gelenkbewegung von selbst.

Wenn aber trotz deutlichem Muskelzuwachs die bindegewebigen Sperren nicht verschwinden, kann von der passiven Dehnung Gebrauch gemacht werden. Dagegen kann nicht eindringlich genug vor brüsken Dehnungen gewarnt werden. Alle Dehnung geschieht mit sanfter Hand. Sie reizt von einer bestimmten Stärke an das Bindegewebe zur Erhöhung seiner Kontraktur. Überschreitet die Stärke der Dehnung die Reizschwelle, so haben wir mit einer Verstärkung der Kontraktur statt mit einem Nachlassen zu rechnen. Bei mäßigen Kontrakturen ist die Handdehnung, vor allem in Form der schüttelnden Dehnung ausreichend, um die Kontraktur zu lösen, bei schwereren kommen wir nicht ohne Dauerquengelung aus. Während des Krieges sind Quengelverbände vielfach mit Gummizügen angewandt worden. Ich selbst liebe die alte Form. Der Name stammt ja vom Quengel, der das Sägeblatt an der Handsäge spannt. Da die Methode anscheinend etwas in Vergessenheit geraten ist (das medizinische Wörterbuch von Pschyrembel erwähnt den Namen nicht einmal), soll sie kurz beschrieben werden:

Die beiden anschließenden Gliedmaßenabschnitte eines bewegungsbehinderten Gelenkes werden durch eine (evtl. abnehmbare) Gipshülse, an deren Enden sich eine Öse befindet, in Verbindung gebracht, indem man einen doppelt gespannten Bindfaden mittels eines Querholzes (Bleistift) drillt. Die Verkürzung des Fadens durch die Drillung bedingt die verstärkte Beugung bzw. Streckung des kontrakten Gelenkes. Grundsätzlich soll nur bis zur Schmerzgrenze gequengelt werden. Wenn nach einiger Zeit dort ein Schmerz einsetzt, wird nun durch Verlängern des gedrillten Fadens aus dem Schmerzbereich wieder herausgegangen. Nach kurzer Zeit wird die Grenze durch Nachdrillen erneut aufgesucht. Der Patient lernt bald durch dauernde Änderung der Spannung die Schmerzgrenze immer weiter hinauszuschieben. Ja, dies Quengeln wird ein körperliches Bedürfnis. Die Erfolge sind auffallend gut. Bei sehr schweren Schrumpfungen im Bindegewebe wird jede konservative Behandlung, also auch die Quengelung, versagen. Dann bleibt – sofern man sich von einer Dehnung überhaupt etwas versprechen kann – nur die chirurgische Methode.

Bei der Besprechung der verschiedenen Extremitätenfrakturen kann man bewegungstherapeutisch nicht nur in Krankheitsbildern, sondern man muß in funktionellen Einheiten denken. So ist die Behandlung ellbogennaher Frakturen und der Ellbogenluxationen unter funktionellem Blickwinkel so nahe verwandt, daß sie sich kaum unterscheiden. Dasselbe gilt für die Frakturen des Schulterblattes, Brüche am oberen Humerusende, Schulterluxation und Periarthritis humero-scapularis. Das möge beim Lesen der folgenden therapeutischen Erörterungen freundlich berücksichtigt werden.

Schulterblattbrüche

Brüche des Schulterblattkörpers führen, da dieses muskulär auf dem Rumpf fixiert ist, zu stärkeren muskulären Kontrakturen. Die Bewegungsbehandlung wird sehr früh, bereits eine Woche nach dem Unfall, begonnen und besteht in aktivem Heben und Senken sowie Heranziehen an die Wirbelsäule und Vorschieben. Keine Bewegung darf hierbei schmerzen. Die aktive Bewegung wird vom Behandelnden unterstützt, indem er den Oberarm des Verletzten auf leichter Hand ruhen läßt. Sehr bald kann diese Führung in leichte Widerstände verwandelt werden und nun auch das Heben des Armes in allen Richtungen hinzugenommen werden. Schüttelungen des ganzen Schultergürtels sorgen für das Aufgeben der muskulären Sperrhaltung.

Brüche des Schulterblatthalses sind wie alle gelenknahen Brüche in einer gewissen Refrakturierungsgefahr. Wir haben mit der speziellen Bewegungsbehandlung erst nach etwa 20 Tagen der Fixierung begonnen. Als Kriterium für den Übungsbeginn gilt der Augenblick, in dem der Patient in der Lage ist, den Arm aktiv durch Deltaspannung seitlich von der Schiene abzuheben. Alle Bewegungen geschehen zunächst unter Zug am Arm, jedoch aktiv durch den Patienten. Der Behandelnde hat die Bewegungsgröße durch Zuruf zu steuern. Wir bewegen zunächst vom an den Rumpf angelegten Arm bis 60° Seithebhöhe und gehen erst allmählich bis oder über die Horizontale. Die Rotationsübungen, die besonders die Gefahr der Refrakturierung in sich schließen, werden erst begonnen, nachdem die Sicherheit der Führung in den ersten Tagen gewonnen ist. Der auszuübende Zug geschieht durch Fassen des gewinkelten Unterarms dicht am Ellbogengelenk. Die zweite Hand liegt schützend in der Achselhöhle, sanft den Oberarm umfassend. Die leichte Dehnung der Schulterblatt-Arm-Muskulatur muß deutlich zu erkennen sein.

Intraartikuläre Brüche der Gelenkpfanne sowie des Humeruskopfes verlangen im Gegensatz zu Halsbrüchen frühzeitige Bewegung oder besser eine im Winkel verstellbare Abduktionsschiene. Ist sie vorhanden, so ersetzt die mehrfach veränderte Gelenkstellung die Bewegungsbehandlung. Andernfalls müssen die Bewegungen nur ganz langsam und nur 10–20° in jeder Richtung, dies aber mehrmals täglich, ausgeführt werden. Auch hierbei darf der Zug nicht fehlen. Auf diese Weise wird eine Bewegung der Frakturstücke gegeneinander vermieden, ebenso aber auch die Gefahr der Verbackung. Die Verantwortung des Behandlers ist in den ersten Tagen zweifellos groß. Es ist besser, wenn der mit dem klinischen Bilde vertraute Chirurg diese Bewegungen ausführt als ein zwar geschulter, aber mit dem geistigen Auge das Innere des Gelenkes nicht genügend überblickender Masseur. Etwa 14 Tage nach der Verletzung wird die Gefahr der Verschiebung der Frakturenden soweit verringert sein, daß die Behandlung nun der der Schulterhalsbrüche gleicht. Bei beiden stimmt die weitere Behandlung etwa mit der Periarthritis humero-scapularis überein (siehe unten). Die seltenen Brüche der Schulterblattfortsätze und der häufige Schlüsselbeinbruch bedeuten für die krankengymnastische Behandlung keine wesentlichen Schwierigkeiten. Sie besteht im wesentlichen in schwingenden Bewegungen zur Überwindung der hypertonischen Muskelveränderungen, vor allem in Schüttelungen des

Schulterblattes und des Oberarmes. Eventuell eingetretene Plexusstörungen sind wie diese zu behandeln.

Auch Brüche am oberen Humerusende verlangen wie die intraartikulären und die Schulterblatthalsbrüche die Bewegung unter Zug. Grundsätzlich gilt auch hier: Je gelenknäher, um so früher, aber mit um so kleineren Bewegungen beginnt die gymnastische Therapie, und zwar wegen der Neigung zur bindegewebigen Kontrakturbildung. Von diesem grundsätzlichen Verhalten schließen wir auch die kindliche Epiphysenlösung und die durch die Oberarmhöcker laufenden Frakturen nicht aus. Aber auch diese Bewegungen soll sich der Chirurg in den ersten Tagen nicht aus der Hand nehmen lassen. Es muß ja immer daran gedacht werden, daß durch ungeschickte, vor allem zu große oder gar passive Bewegungen Verkeilungen gelöst werden können. Da andererseits die früh eintretenden Kapselschrumpfungen und periartikulären Verklebungen zu später kaum zu behebenden Bewegungshemmungen im Gelenk führen können, muß ich für die frühzeitige Behandlung eintreten. Daß bei Brüchen im chirurgischen Hals dann, wenn durch Muskelzug das untere Armfragment in die Achselhöhle gezogen werden kann, Abduktionsübungen erst nach knöcherner Heilung ausgeführt werden dürfen, ist aus pathophysiologischen Erwägungen verständlich. Bei jungen Leuten wird der Übungsbeginn 3 Wochen nach dem Unfall früh genug einsetzen, bei älteren Patienten muß man früher beginnen. Nur darf dann die Abduktion bis zur knöchernen Heilung nicht über 30° hinaus gehen und unter deutlichem Zug am Oberarm geschehen.

Andere Schultererkrankungen

Die hier aufgeführten Behandlungsgrundsätze sind den bei der Schulterluxation beschriebenen recht ähnlich. Es erscheint zweckmäßig, hier die Behandlung der Periarthritis humero-scapularis einzufügen. Es wurde bei der Luxation bereits erwähnt, daß sie in ihrem Gefolge häufig beobachtet wird. Das gleiche gilt von den Frakturen des Schultergürtels sowie des ganzen Armes. So wird sie bei der häufigsten Fraktur, dem typischen Radiusbruch, oft beobachtet.

Als Krankheitsbild sui generis scheint sie immer mehr zu verschwinden. Die Neurologen bezeichnen sie als Folgeerscheinung der Plexusneuralgien. Bei der Brachialgia nocturna wurde sie als Bestandteil dieser Erkrankung von Schulte beschrieben, und Reischauer stellt röntgenologisch fest, daß unter 40 Fällen dieser Erkrankung praktisch niemals die zervikale Discushernie fehlte und hält sie für ein Begleitsymptom derselben. Von den rein rheumatischen, periartikulären Erkrankungen unterscheidet sie äußerlich die Einseitigkeit ihres Auftretens und die durch die Behandlung eintretende Häufigkeit der Restitutio ad integrum, die bei den echten Rheumatismen nicht beobachtet wird.

Das Charakteristikum des Tastbefundes ist die Verdickung der periartikulären Gewebe. Die Gelenkkapsel fühlt sich infolge dieser Verdickungen härter an als die der gesunden Seite. Im akuten Stadium besteht nicht selten ein Erguß. Die Muskulatur gleicht im Tastbefund praktisch dem Bild, das ich bei der Schulterluxation beschrieben habe (S. 14/15). Das gilt vor allem für die außergewöhnlichen Härten des Musculus subscapularis, der Mm. teretes, des Musculus infra spinalis und auch des Musculus supra spinalis, dessen Endsehne im Röntgenbild Kalkschatten zeigen kann. Oft findet sich ein ausgesprochenes Scalenus-Syndrom, bei dem vor allem Druckempfindlichkeit der Scalenusansätze an der 1. und 2. Rippe auffallen.

Wie schon dort beschrieben, bildet sich vielfach eine Veränderung im Unterhautgewebe aus, die über dem Schulterblatt, vorn über dem Musculus pectoralis und dem

Musculus latissimus dorsi folgend bis zum Kreuz beobachtet werden kann. In Höhe der unteren Rippen (6–10) kann sich die Hautgelose den Rippen folgend bis zur mittleren Axillarlinie ausbreiten.

Die Behandlung: Die frischen Fälle mit Kapselerguß habe ich bewegungstherapeutisch nicht behandelt, wohl dagegen die mit Kapselverdickung. Die Methode gleicht zunächst der der Schulterluxation. Die auflockernden und dehnenden Schüttelungen nehmen einen breiten Raum ein. Zwischengeschaltet werden Widerstandsübungen in allen Richtungen und isometrische Spannungsübungen. Die Myogelosen werden geknetet, wobei vor allem der Griff von hinten in die Achselhöhle nicht vergessen werden darf. Der Musculus supra spinam bedarf ebenfalls meistens der vorbereitenden Zirkelung. Bei ihm können aber auch reflektorisch-hypertonische Spannungen im Vordergrund stehen, die dann die Vibration oder die auflockernden zirkelnden Griffe erforderlich machen. Der Muskel wird ventral der Spina scapulae gefunden. Die übrigen Methoden siehe „Schulterluxation". Ist der Musculus latissimus dorsi und die Schulterblattrumpfmuskulatur befallen, so finden sich auch mit Regelmäßigkeit Spannungen im Unterhautbindegewebe, die dem Musculus latissimus dorsi bis in die Kreuzgegend folgen. Das Unterhautgewebe wird am besten mit der Bindegewebstechnik bearbeitet. Begonnen wird mit den Lenden-Beckenstrichen, dann folgen die kurzen Striche über den langen Rückenstreckern, die Partien zwischen Wirbelsäule und dem vertebralen Schulterblattrand, dann Striche am äußeren Schulterblattrand und unterhalb der Spina scapulae. Sind die Partien nacheinander einigermaßen frei geworden, so folgen Striche, die vom äußeren Rande des Musculus latissimus dorsi bis in die Achselhöhle hineinführen. Zum Schluß wird vom Rumpf zum Oberarm die vordere und hintere Umgrenzung der Achselhöhle durchstrichen. Mit Beginn der Striche unter der Spina scapulae und am äußeren Schulterblattrand wird auch die Partie unter dem Schlüsselbein und am Musculus pectoralis mit bearbeitet. Die Striche, die dem Musculus latissimus vom äußeren Rande der langen Rückenstrecker vom Kreuz her bis in die Achselhöhle folgen, werden verbunden mit solchen, die von der mittleren Axillarlinie in Höhe der 9.–6. Rippe diesen bis zum Rande des Musculus latissimus folgen. Dieses „Freimachen" der gelotischen Hautpartien über den Rippen wird als besonders angenehm empfunden. Ob man den Hypertonus des Musculus lattissimus bis in die untere Lendengegend herunter durch auflockernde Griffe beseitigt oder ob man mit der Bindegewebstechnik die Unterhautgelosen beseitigt, pflegt für den Enderfolg gleichgültig zu sein. Ich behandele im allgemeinen jenes Gewebe, das für das Tastgefühl die deutlicheren Erscheinungen aufweist. Die mit der Bindegewebetechnik vertrauten Therapeuten werden im allgemeinen diese Technik vorziehen; es muß aber betont werden, daß die muskuläre Technik auch zum Erfolg führt, wenn nur wirklich bis zum Kreuz herunter der Hypertonus beseitigt wird.

Sollten Kontrakturen um das Gelenk eingetreten sein, so kann auf die passiven Bewegungen nicht ganz verzichtet werden. Ich pflege die sanfte Schütteldehnung anzuwenden, deren Wirkung verstärkt wird, wenn von Zeit zu Zeit ausgesprochene Widerstandsbewegungen entgegen der Dehnrichtung eingeschaltet werden.

Frakturen der Ellbogengegend

Sowohl die suprakondyläre Fraktur als die intraartikulären Stauchungsbrüche sind wegen der langen Fixierungszeit ausgesprochen schwierige Objekte für den Nachbehandelnden. Auch bei diesen Brüchen kann ich nicht dringend genug fixierende Verbände mit beweglichem Gelenk und deren tägliche Änderung anraten. Aber auch in diesem Falle – genau wie bei der Luxation – wird die Ausbildung periartikulärer mächtiger Weichteilhärten deutlich sein. In der überwiegenden Mehrzahl der Fälle finden sich tastbare außergewöhnliche bindegewebige Schwartenbildungen und ein Hypertonus im Gebiet des Musculus brachialis und des Biceps. Wie schon bei der Luxation betont, besteht die Möglichkeit der Entwicklung einer Myositis ossificans. Wegen dieser Gefahr habe ich grundsätzlich jede knetende Massage um das Ellbogengelenk vermieden. Auch ich habe mit HOHMANN den Eindruck, daß die Entstehung der Myositis dadurch begünstigt wird. Auch in den Fällen, in denen eine solche sich nicht entwickelt, werden die periartikulären Verdickungen eher dadurch vermehrt als vermindert. Es gibt allerdings auch zahlreiche Fälle, in denen die kräftige Knetung und ebenso die kräftige passive Dehnung gut vertragen wird. Der alte Oberwärter FISCHER, der vielen Kollegen, die die BIERsche Klinik kennengelernt haben, noch deutlich in Erinnerung sein wird, pflegte bei seinen Nachbehandlungen kräftig und mit Erfolg zu kneten, während wir selbst mit gleichen Erfolgen die sanften Behandlungen bevorzugten. Vermutlich wird allerdings dieser alte, erfahrene Therapeut diese Methode auch nicht bei Myositisgefährdeten angewandt haben. Es muß überhaupt betont werden, daß der erfahrene Krankengymnast vielfach gefühlsmäßig und keineswegs immer verstandesgemäß handelt. Beschreiben kann man das leider nicht. Darum empfehle ich lieber das vorsichtige Verfahren, die Vermeidung brüsker Massagedrucke und brüsker Dehnungen. Seit ich die feine Vibration in Ellbogennähe, vor allen Dingen in der Gegend des Musculus brachialis, anwende, habe ich, wie bereits erwähnt, keine Myositis entstehen sehen. Bewegungsmäßig bevorzuge ich die aktive Bewegung, der ich meist von Anfang an einen ganz sanften, meist nur mit einem Finger gegebenen Widerstand entgegensetze. Ich lege keinen Wert auf die frühzeitige Erreichung der vollständigen Streckung und vermeide – mehr noch am Ellbogen als bei anderen Gelenken – die schüttelnde Dehnung. Nach meinen Erfahrungen vergrößert sich der Bewegungswinkel, sowie die genannten Krampfzustände verschwunden sind. Das gilt sowohl beim Erwachsenen wie bei Kindern, erfordert aber vielfach große Geduld von seiten des Behandelnden. Erst wenn auch in Monaten eine nach dem klinischen Bild zu erwartende Beweglichkeit ausbleibt und ausgesprochene Kontrakturen vorhanden sind, ist die sanfte Quengelung erlaubt. Bei der Dehnung durch das vielfach genannte Sandsack- oder Eimertragen habe ich keine wesentlichen Erfolge gesehen. Wenn man quengeln will, sollte es mit dem Quengelapparat geschehen, der sanft und langdauernd dehnt. Die Bewegungen des täglichen Lebens habe ich nach Abnahme des fixierenden Verbandes meist relativ früh zugestanden. Ähnlich ist das auch von HOHMANN beschrieben. Daß, wie bei allen Frakturen, sämtliche nichtbefallenen Gliedmaßen und Gelenke vom ersten Tage an täglich durchbewegt werden, sei nur noch einmal erwähnt.

Typische Radiusfraktur

Jeder Patient sollte während der Zeit des fixierenden Verbandes ermahnt werden, sowohl das Schultergelenk wie vor allem die Finger mehrmals täglich zu bewegen. Die Schultersteife ist so häufig mit der Radiusfraktur verbunden, daß alles geschehen sollte, um sie zu vermeiden. Ich vermute, daß das Anklemmen des Oberarmes an den Rumpf mit Hochziehen der Schulter, das ausgeübt wird, um die Frakturstelle zu schützen, der eigentliche Grund für die merkwürdige Häufigkeit dieser Erscheinung ist. Man beobachtet immer wieder diese Zwangsstellung bei allen Armverletzten. Deshalb der Rat zum häufigen, großen Schulterkreisen. Die Schwellung der Finger aber ist es, die das regelmäßige, – mindestens stündliche – Fingerspiel verlangt. Nach Abnahme des Verbandes beginnen sofort die aktiven Beuge- und Streckbewegungen im Handgelenk, vor allem der Faustschluß mit der wichtigen Handüberstreckung und die Pro- und Supination. Nur falls der Verband vor dem 20. Tag abgenommen wird, empfiehlt sich, zur Vermeidung der Schmerzen im Bereich des Proc. styloïdes in den ersten Tagen die Pro- und Supination zu unterlassen.

Die besondere Härte in den Unterarmstreckern und -beugern läßt deren Massage als sehr angenehm erscheinen; das gleiche gilt von der atrophierten Haut. Wir kneten die Unterarmstrecker und -beuger sowie den interossealen Raum. Ebenso wird die Knetung des Handgelenkes wie die Querstreichung über demselben meist als angenehm empfunden. Junge Menschen brauchen vielfach diese krankengymnastische Hilfe nicht. Die Übung des täglichen Lebens bringt alle notwendigen Bewegungen. Nur die oft lange Zeit anhaltenden Schmerzen bei Wringbewegungen zeigen, daß die Supination zu mindestens in den Bewegungen des Haushaltes wenig vorkommt. Sie sollte daher als Drehbewegung mit einem in der Faust gehaltenen Stab zur häuslichen Übung aufgegeben werden. Auch die Handhabung des Schraubenziehers oder Bohrers ist hierfür geeignet.

Brüche der Handwurzelknochen

Wegen der Gefahr der Malazien habe ich auf eine Bewegungsbehandlung im allgemeinen verzichtet, nur wenn Versteifungstendenz besteht, sollen unter starkem Zug aktive, geführte Bewegungen oder solche gegen leichten Widerstand ausgeführt werden. Myogelosen des Unterarmes können die Knetung oder Bindegewebstechnik notwendig machen. Bei Fingerbrüchen macht die starke Schwellung und die Neigung zu Arthrosen Ausstreichungen des Unterarmes und der Finger notwendig. Die Übung der Finger geschieht am besten in warmem Wasser, in Fangoschlamm oder durch Kneten von Ton oder Plastilin. Bei stärkeren bindegewebigen Kontrakturen um die Gelenke kann die Quengelung notwendig werden (siehe Zustand nach Phlegmone, S. 35). Die beim Quengeln regelmäßig auftretende Vermehrung der Schwellung pflegt zwar durch Ausstreichungen und leichte Bewegungen im Wasserbad wieder zurückzugehen, doch soll man sich hüten, sie gar zu stark werden zu lassen. Beim Daumen ist besonders auf die Wiedergewinnung der Opposition zu achten. Wie zu erwarten, sind die Musculi interossei meist stark kontrakt. Sie bedürfen der Behandlung mit Zirkelungen oder mittels der Bindegewebstechnik.

Schenkelhalsbrüche

Bei diesen Brüchen alter Menschen denke man vom ersten Tage an an die regelmäßigen Atemübungen und ebenso an die Stoffwechselgymnastik. Vorwiegend werden mit dem gesunden Bein alle Bewegungen geübt. Mit den örtlichen Übungen beginnen wir, sowie der Patient in der Lage ist, aktiv den Oberschenkel anzuheben. Das pflegt etwa 2–3 Wochen nach der Nagelung zu sein, nachdem isometrische Spannungsübungen bereits früher ausgeführt wurden, besonders der Musculus quadriceps und die Glutäalmuskulatur werden geübt. Eine leichte Unterstützung durch den Gymnasten kann dabei nötig sein. Vorher bereits pflegt die Massage der muskulären Verspannungen als sehr angenehm empfunden zu werden. Es sind besonders der

Musculus psoas und der Musculus ilicus, der mittlere und kleine Gesäßmuskel und der Musculus pectineus, die verspannt gefunden werden. Die Klagen über Schmerzen in der Leiste, die häufig zum Verdacht einer Schenkelhernie Anlaß geben, sind bedingt durch Psoasverspannung. Diese Schmerzen pflegen schon bald nach dem Schenkelbruch aufzutreten. Sie sind sehr hartnäckig, und nicht immer ist es mir gelungen, sie zu beseitigen. Am günstigsten wirken neben der Vibration des Musculus psoas und des Musculus ilicus Bindegewebsstriche, die oberhalb des Beckenkammes und oberhalb des Leistenbandes bis zur Symphyse durchgeführt werden. In den Fällen knöcherner Heilung macht die Bewegungsbehandlung im Bett keine Schwierigkeiten. Es gibt keine passiven Bewegungen, sondern nur aktive, zunächst unter Führung, später gegen mäßige, sich allmählich steigernde Widerstände. Auf die Rotation, besonders die Innenrotation ist neben den anderen Bewegungen Wert zu legen. Die mangelhafte Innenrotationsfähigkeit ist auch nach dem Aufstehen des größte Hindernis. Der stark auswärts gesetzte Fuß bleibt leicht hängen und gibt zu neuen Stürzen Anlaß. Das Knie kommt in die Gefahr der Vagusstellung und Arthrosen sind fast unvermeidlich. Wir legen daher Wert auf die Einübung des Ganges mit einwärtsgerichteter Fußspitze. Sofern das Schwierigkeiten macht, wird die gleiche Hüfte einwärts in die Gehrichtung gedreht. Das bedeutet, daß das andere Bein nun etwas stärker innenrotiert bewegt werden muß.

Es entsteht also eine Art Seit-Schräggang. Die kranke Hüftseite „geht voran". Dem begegnet der Patient durch Drillung im Rumpf. Er stellt die Schultern wieder gerade zur Gehrichtung. Das ist besser und angenehmer als die Gefahr der Kniearthrose.

Muldenartroplastik

Die Behandlung der Muldenartroplastik sei hier eingefügt. Der Erfolg steht und fällt – wie HEPP sagt – mit der ausgewogenen, langfristigen und sorgfältigen krankengymnastischen Behandlung. Nach CHRISTA DÜLTGEN ist der Behandlungsgang folgender:

1. Woche: Atemgymnastik, nach 2–3 Tagen Aufrichten des Oberkörpers am Bettgalgen, Entspannung der Bauchmuskeln!

2. Woche: Fortsetzung.

3. Woche: Passives Anheben der Beine im Doppelrollenzug nach HEPP, der vom Patienten selbst bedient wird. Der Unterschenkel ruht in einer Volkmannschiene, die durch den am Galgen befestigten Rollenzug bewegt wird.

4. Woche: Erste aktive Mitbewegung unter Unterstützung im Rollenzug, daneben Bewegungen im Wasserbad und Massage der Muskelhärten. Verkrampfung bei den Bewegungen vermeiden!

5. Woche: Unter Reduzierung der Wasserbehandlung Steigerung der aktiven Übungen mit zunächst passiver Führung. Gehübungen im Gehwagen. Ab 6.–8. Woche Gehübungen am Stock, ab 10.–12 Woche und für weitere 2–3 Monate Gehschule.

Oberschenkelbrüche

Der Oberschenkelbruch ist in seiner Bewegungsbehandlung das Schulbeispiel für die Böhlersche Idee. Vom ersten Tage an werden Zehen- und Fußübungen sowie Bewegungen aller gesunden Gelenke gemacht. Isometrische Spannungsübungen der gesamten Oberschenkelmuskulatur der gesunden Seite werden zur Erzeugung einer konsensuellen Hyperämie täglich mehrmals durchgeführt. Spätestens nach 17 Tagen beginnt am frakturierten Bein das Spiel der isometrischen Spannungsübungen der Oberschenkelmuskulatur und damit die Übung seiner Hyperämisierung. Man ist also nicht mehr auf die konsensuelle Hyperämie von seiten des anderen Beines angewiesen. Vom gleichen Zeitpunkt an soll der Patient regelmäßig sitzen, was Bewegung im Hüftgelenk bedeutet. Ebenso werden Kniebewegungen ausgeführt, die auch beim Drahtzug vom Tibiakopf aus im gewissen Ausmaß möglich sind. Bei suprakondylären Brüchen muß zur größten Vorsicht gemahnt werden. Der Zug vom Tibiakopf aus bringt die Gefahr des Schlotterknies. Der Chirurg sollte daher besorgt sein, den Gewichtszug so gering zu halten, als es die Festigung des Kallus nur irgend zuläßt. Mit der Abnahme des Zuges zur aktiven Bewegung des Knies sei man nicht allzu ängstlich, sowie röntgenologisch Kallus nachgewiesen ist. Allerdings soll der Gymnast das Knie nur unter leichtem Zug und unter manuellem Schutz der Bruchstelle bewegen lassen, evtl. unter Hinzuziehung eines zweiten Helfers. Die Muskelmantelspannungen des Oberschenkels sowie die Fuß- und Zehenbewegungen müssen vom Patienten immer wieder, vielfach täglich, verlangt werden. Damit wird die starke Atrophie des Oberschenkels und Fußes, die Verschwartung der periartikulären Gewebe und damit die starke Bewegungseinschränkung wesentlich gemildert. Nach Abnahme des extendierenden oder fixierenden Verbandes ist die Behandlung die übliche. Vor den aktiven Bewegungen wird eine hyperämisierende Streich- und leichte Knetmassage ausgeführt. Die bindegewebigen Schwarten um die Achillessehne, in der Kniekehle und um die Kniescheibe werden mit Zirkelungen oder besser mit Bindegewebsstrichen durchgearbeitet. Nach meinen persönlichen Erfahrungen wird dadurch die Gehfähigkeit bedeutend rascher wieder erreicht. Die Bewegungsübungen des liegenden Patienten beginnen mit Durchstreckübungen des leicht angehobenen Knies, der Beugung und Streckung, Abduktion und Adduktion sowie Rotation der Hüfte gegen entsprechend dosierte Widerstände. Erst dann folgt die isolierte Streckung des Unterschenkels gegen stärkere Widerstände. Auch hier sei wieder betont, daß es nicht sinnvoll ist, die eingeschränkte Kniebeugefähigkeit durch passive Dehnübungen erzwingen zu wollen, sie kommt mit der Behebung der Atrophien in der Oberschenkelmuskulatur ohne passive Maßnahmen ganz von selbst. Nur wenn bei langem Krankenlager echte bindegewebige Schrumpfungen eingetreten sind, kann die Dehnbewegung notwendig werden, die dann am besten mit der Quengelung geschieht. Nach dem Aufstehen und den ersten Gehversuchen an den Unterarmkrücken wird allmählich die Belastung des Beines geübt. (Programm der 10.–14.Woche je nach Heilungstendenz.) Ferner üben wir die Streckbewegungen aller Beingelenke, die zunächst mit Abstützung auf Tisch oder Bett, beidbeinig, schließlich nur auf dem kranken Bein ausgeführt werden. Es folgt die Gewichtsverlagerung von dem einen auf das andere Bein, das Skiläufer-Kniewippen zur Dehnung der Achillessehne und schließlich leichte Sprungübungen, Medizinballwürfe, Ringtennis u. dgl. Das Schlotterknie verlangt die dort genannten Sonderübungen.

Kniescheibenbrüche

Die Prognose der Funktionswiedergewinnung ist weitgehend davon abhängig, inwieweit das aponeurotische Sehnengewebe mit zerrissen war. Falls nur die Kniescheibe zersprengt war, pflegt die Bewegungsbehandlung keine großen Schwierigkeiten zu machen. Wenn aber der gesamte Streckapparat zerrissen war, ist die Stillstellung etwa 4–5 Wochen notwendig. Nach Abnahme des Verbandes kann nicht dringend genug vor dehnenden, passiven Beugeübungen gewarnt werden. Auch hier wiederum kommt die Beugung mit Kräftigung der Strecker, die zunächst geübt werden soll, von selbst. Daneben spielt die Schmeidigung durch Knetung und Bindegewebsmassage der periartikulären Schwartenbildung, durch leichteste, seitliche Schleuderbewegung der Kniescheibe von seiten des Gymnasten, durch Schüttelung und Pendeln des Unterschenkels die Hauptrolle. Auffallend hypertonisch wird meist der Musculus intermedius gefunden. Er reagiert am besten auf die feine Vibration. Gelegentlich finden sich allerdings auch Gelosen und verlangen die Knetung. Falls frühzeitig genug mit der Bewegungsbehandlung begonnen wird, können in den meisten Fällen die Kniekontrakturen vermieden werden, die der Chirurg fürchtet.

Unterschenkelbrüche

Der bei den Oberschenkelbrüchen gegebenen Beschreibung ist nur wenig hinzuzufügen. In der Muskulatur fallen die Härten des Musculus soleus, teilweise auch des Musculus gastrocnemius auf. Ihre Massage ist die übliche durch Knetung. Die Verschwartungen um das Fußgelenk können die Bindegewebstechnik notwendig machen; die Fußübungen, etwa wie sie beim Senkfuß beschrieben sind, mit Bevorzugung der Innen- und Außenrandhebung.

Knöchelbruch

Sofern der quere Bandapparat steht, ist die Behandlung der der Distorsion sehr ähnlich. Sowie aber eine Diastase der Knöchel und damit ein gewisses „Spiel" des Talus besteht, hat man mit sehr langandauernden periartikulären Schwellungen um das Fußgelenk zu rechnen. Diese Polster bedürfen von Zeit zu Zeit der kräftigen zirkelnden Durcharbeitung bzw. der Bindegewebsmassage. Ohne diese Behandlung entstehen sonst nach einiger Zeit Schmerzen, die beim längeren Stehen als stichartige Schmerzen empfunden werden und den Träger oft sehr behindern. Da sich die Malleolengabel und der Talus erst in 1—3 Jahren voll wieder aneinander angepaßt haben, pflegen die Knöchelschwellungen auch solange immer wieder aufzutreten. Es wäre sinnlos, in diesen Fällen eine Restitutio ad integrum in kurzer Zeit erreichen zu wollen. Nach einer anfänglich längeren Behandlung, die 3mal, später 2mal wöchentlich über etwa 2 Monate fortgesetzt wird, wird eine Behandlungspause von etwa ¼ Jahr eingelegt; dann müssen etwa 6—8 Behandlungen genügen. Nach einem weiteren ¼ Jahr werden 4—6 Behandlungen und nun halbjährlich 3—4 Behandlungen durchgeführt. Wenn genügend energisch gearbeitet wird, kann dadurch eine Beschwerdefreiheit gesichert werden.

Brüche der Fußwurzel- und Mittelfußknochen

Gegenüber den Unterschenkel- und Knöchelbrüchen besteht kein wesentlicher Behandlungsunterschied, nur ist auf die Torsionsbewegung im Schoppard- und Lisfrancschen Gelenk besonders Wert zu legen und der Fuß durch Einlagen vor dem Einsinken zu schützen. Die Massage der Musculi interossei ist hierbei wie bei den Zehenbrüchen sorgfältig vorzunehmen (Technik, S. 68). Es ist immer wieder erstaunlich, wie bei allen Brüchen der unteren Extremitäten die sorgfältige und ausgiebige Fußgymnastik funktionell bessernd wirkt. Sie sollte deshalb niemals vergessen werden.

Wirbelbrüche

Es stehen sich bei der Behandlung der Wirbelbrüche im wesentlichen die funktionelle Behandlung nach MAGNUS und die Gipsmiederbehandlung nach BÖHLER gegenüber. Die Entscheidung über die Wahl der Methode ist von der Art des Bruches abhängig. Der Krankengymnast wird von der funktionellen Methode nach MAGNUS im ganzen mehr befriedigt sein. Bei dieser Methode, die erst kürzlich aus der Bürkle-de la Kampschen Klinik wieder begründet wurde, wird in der 2. Woche mit Stoffwechsel- und Atemgymnastik begonnen. Von Anfang der 4. Woche an kommen Übungen zur Aktivierung der Rückenmuskulatur aus der Bauchlage hinzu. Das Aufrichten des Oberkörpers soll noch vermieden werden. Als Übungen kommen in Frage:

Heben des Kopfes, Abheben des Schultergürtels, leichte Seitbewegungen des Rumpfes, Abheben des gestreckten Beines und des vorgestreckten Armes.

Zur Übung der Bauchmuskeln werden auch in Rückenlage Beinheben, Kopfabheben, wechselseitiges Abheben eines Armes und Gegenbeines u. dgl. ausgeführt.

Nach 6 Wochen kann ausgiebig vom Klappschen Kriechen und ähnlichen Übungen Gebrauch gemacht werden.

Bei der Behandlung im Rumpfgips muß von Anfang an neben der Durchbewegung aller Gliedmaßengelenke die Bauchatmung geübt werden. Es ist erstaunlich, daß nicht nur ältere, sondern oft auch jüngere Menschen sich nicht ohne weiteres auf die Zwerchfellatmung umstellen, und daß man durch eine gezielte Atmung in das Atemfenster hinein vielfach leichte Zyanosen zur Beseitigung bringt. Die Technik ist einfach. Gegen die leicht auf den Bauch aufgelegte Hand wird vertieft geatmet, wobei auf eine klare Rhythmisierung Wert zu legen ist. Einige Male am Tage kann auch eine Muskelmantelspannung der gesamten Rumpfmuskulatur verlangt werden, d.h. kräftige Pressung unter Glottisschluß. Der Patient soll versuchen, dabei auch den Musculus psoas kräftig mitzuspannen. Nach *Abnahme des Verbandes* ist die starke Verspannung der langen Rückenstrecker über eine größere Strecke um den Bruch herum auffallend. Im Bereich der Brustwirbelsäule sind auch die Musculi intercostales, teilweise auch die Muskeln des Schulterblattes mit einbezogen, bei den Brüchen der Lendenwirbelsäule der Mm. psoas. Diese Härten tragen bereits vielfach myogelotischen Charakter und verlangen in diesem Fall die knetende Durcharbeitung. Das gilt vor allem für die Interkostalmuskeln, deren Durcharbeitung dankbar begrüßt wird. Die *Übungsbehandlung* beginnt mit sanften Aufbäumübungen aus der Bauchlage oder mit Klappschen Kriechübungen. Neben dem reinen Vierfüßergang, der die sanfte, aber kräftige Seitbeugung der Wirbelsäule bringt, werden Tiefkriechübungen („Hände-, Knie- und Durchziehen") angewandt. Nur bei Brüchen der Lendenwirbelsäule haben wir Horizontal- oder sogar Steilkriechen angewandt. Neben diese Übungen der ausgesprochenen Rückenkräftigung treten Hockerübungen zur Schmeidigung der Wirbelsäule. Das Bewegungsausmaß wird zunächst klein gewählt. Zur Übung der Rumpfdrehung kann mit Vorteil der Medizinball benutzt werden. Bis auf wenige Ausnahmefälle kann durch die rechtzeitige, muskelkräftigende Übung der Rückenschmerz soweit verhindert werden, daß das Tragen eines Korsettes überflüssig wird. Es ist merkwürdig, daß auch heute noch immer wieder Patienten gefunden werden, die lange Zeit ein Korsett tragen und infolge der dadurch entstehenden Insuffizienz tatsächlich ihre Beschwerden behalten. Wer gesehen hat, wie unter der Übungsbehandlung auch in alten Korsettfällen die Muskeln wieder tragfähig werden und die Beschwerden verschwinden, muß die Korsettbehandlung außer in Ausnahmefällen ablehnen. Ausdrücklich muß ich die Fälle mit neurologischen Ausfallserscheinungen hier ausnehmen. Diese sind nach den Grundlagen des entsprechenden neurologischen Bildes zu behandeln (siehe S. 47ff.). Bei den Abrissen der Quer- und Dornfortsätze sind es wiederum die hypertonischen und gelotischen Veränderungen der Muskulatur und des haltenden Bandapparates, die die Behandlung mit schmeidigenden Bewegungen und der entsprechenden Massagebehandlung notwendig machen.

Schädelfrakturen, Commotio, Contusio cerebri

Bei Schädelfrakturen interessieren nur die damit verbundenen Zustände nach Commotio. Daher können die obengenannten Krankheitsbilder gemeinsam besprochen werden. Die wesentlichen Spätfolgen sind Kopfschmerzen und Schwindelgefühl, Gefäßstörungen, wie Schweißausbruch und „Wallungen". Der chronische Kopfschmerz verursacht charakteristische Zonen, die nach den Schädeltraumen besonders auffällig sind. Es finden sich im Unterhautgewebe vom 5.–7. Halswirbel-Dornfortsatz (HWD) zum oberen äußeren Rand der Spina scapulae Zonen, die als Eindellung imponieren, gelegentlich aber auch als Quellzone auftreten. Eine zweite, immer wieder gefundene Zone liegt rechts und links der Dornfortsätze in Höhe BWD. 8–12, gelegentlich auch T 10 – L 2 in meist rhombischer Form. Diese Zone habe ich nur als Eindellung, niemals als Quellzone gesehen. Dagegen ist die dritte immer Quellzone. Sie liegt über den langen Rückenstreckern der Lendenpartie und schließt quer in Höhe LWD 2, gelegentlich auch unterhalb der Crista ilica ab. Der mit der Bindegewebstechnik streichende Finger stößt vom Kreuzbein kommend gegen diese Zone an, deren unterer Rand ziemlich breit und genau querliegend gefühlt wird. Bei einseitigen Kopfschmerzen ist sie gleichseitig vorhanden, auf der anderen Seite fehlt sie oder ist nur angedeutet. Stehen die Gefäßstörungen im Vordergrunde, so findet sich außer der immer vorhandenen Halszone eine Zone im Unterhautgewebe, die etwa vom unteren Schulterblattwinkel nach lateral und cranial in die Achselhöhle zieht. Die Behandlung der Commotio durch Bindegewebsmassage dieser Zonen hat sich uns vielfach, besonders auch bei den schweren Schädeltraumen des Krieges, gut bewährt. In einer erheblichen Anzahl der Fälle konnten die Beschwerden ganz beseitigt werden. In den meisten Fällen gab es zum mindesten deutliche subjektive und objektive Besserungen. Die Zahl der behandlungsrefraktären Fälle blieb zwar nicht ganz gering, bei der Schwere des Beobachtungsmaterials aber müssen die Erfolge mit der Bindegewebstechnik als sehr beachtlich bezeichnet werden. Technisch wird immer mit der Behandlung des Kreuzes begonnen. Besonders betont wird die Strichrichtung am unteren Rande der lumbalen Zone vom Dornfortsatz lateralwärts. Entgegen der sonstigen Technik bearbeite ich in diesen Fällen nicht den ganzen Rücken, sondern mit relativ kräftigen Strichen die dorsale Zone, jeweils vom äußeren Rand auf die Dornfortsätze zu. Die Halszone pflege ich bei den ersten Malen nicht bindegewebig zu bearbeiten. Dies geschieht erst, wenn die Kreuzzone deutlich verbessert ist. Dagegen empfiehlt sich die schon 1890 von Gerst angegebene Technik der sog. „ableitenden" Halsmassage, d.h. Rollungen und sanfte Knetungen der oberen Trapezabschnitte, am Hals beginnend und bis zum Delta hinuntergleitend. Daran schließen Vibrationen der Halsmuskeln, vom Nackenbande bis etwa zum 5. HWD gleitend, an. Stirn-, Gesichts- und Kopfmassage können mit den hierfür üblichen Griffen angeschlossen werden.

Naegeli, Ermattingen (der Vater des Blut-Naegeli), hat einen beachtlichen Griff bei Kopfschmerzen angegeben. Der Kopf wird für 80–90 Sekunden in die Höhe gezogen, was von vielen Patienten als außerordentlich angenehm empfunden wird. Naegeli beschreibt den Griff folgendermaßen: „Der Arzt steht hinter dem sitzenden

Patienten und umfaßt mit beiden Händen dessen Kopf. Die flach aufgelegte Hand schmiegt sich der Wange und Schläfe an, die Fingerspitzen berühren die Stirn, der Daumenballen faßt kraftvoll den Kieferwinkel, während der Daumen selbst hinter dem Processus mastoides liegt und an der Linea nuchae inf. Halt sucht. Die quergestellten Unterarme lehnt der Behandler auf die Achseln des Patienten. Nun wird der Kopf in sanftem, stetigem und kräftigem Rucke in die Höhe gehoben und im Stadium der größtmöglichen Halsdehnung fixiert. In dieser Stellung läßt sich der Kopf ohne allzugroße Anstrengung durch 1 ½ Minuten halten."

Bewegungsmäßig lassen sich vor allem die peripheren Gefäßstörungen beeinflussen, und zwar durch Spannungsübungen, die für die einzelnen Gliedmaßen nacheinander ausgeführt werden. Das plötzliche, starke Schwitzen z.B. und andere vegetativ diencephale Störungen reagieren auf keine andere Form der Gymnastik. Die Spannungsübungen werden in Form von Muskelmantelspannungen (siehe Technik, S. 76) ausgeführt. Mit jeder Gliedmaße 3mal hintereinander „spannen, spannen, – lockerlassen".

Amputationen und Schußfrakturen

Die plötzliche Entfernung einer Extremität und damit die völlige Störung der normalerweise beidseitig durch den Sympathikus geregelten Durchblutung bedingt mit der Gefäßkontraktur um die Unterbindung auch einen Gefäßspasmus der gesunden, korrespondierenden Extremität. Wir sehen vielfach in den ersten Tagen Kreislaufstörungen, die sich in unangenehmen Gefühlen in der Herzgegend bis zu ausgesprochen anginösen Zuständen, in Atemnot und Extrasystolen und gelegentlich auch in angiospastischen Störungen der korrespondierenden Extremität äußert. Wir bekämpfen diese Erscheinungen:

1. Durch Bürsten der Haut der gesunden Extremität, evtl. aller Extremitäten. Durch die dadurch erzeugte Kapillarisierung wird die Fehlreaktion des Gefäßspasmus durchbrochen. Gelegentlich sahen wir die genannten Erscheinungen nach einem einzigen Durchbürsten völlig verschwinden, meist aber bedarf es auch der Bekämpfung der anderen Erscheinungen.

2. Die sternalwärts und kurz angerissene sowie beschleunigte Atmung wird durch Bauchatemübungen bekämpft. Sie wird gegen die sanft auf das Epigastrium aufgelegte Hand ausgeführt (siehe Technik, S. 87). Die Zahl der Atemzüge wird im allgemeinen verringert. Sie soll bei der Übung 12–15 Atemzüge in der Minute nach Möglichkeit nicht überschreiten.

3. Falls sich reflektorische Herzzonen ausgebildet haben sollten, kann auch deren Bearbeitung durch feine Vibrationen oder Bindegewebstechnik zu den Behandlungsaufgaben der ersten Tage gehören.

Neben diesen anfänglichen Kreislaufstörungen ist bereits in den ersten Wochen die Störung der Körperstatik zu bekämpfen. Beim Oberschenkelamputierten führt das Fehlen des Beingewichtes zur Flexion und Abduktion des Stumpfes. Der Sandsack auf dem Stumpf und die Bauchlage dürfen nicht vergessen werden.

Als 4. tritt die aktive Übung des Beines hinzu, die in Seiten- und Bauchlage als Überstreck- und Adduktionsübung sehr frühzeitig ausgeführt wird. Das pflegt trotz der Operation nach wenigen Tagen möglich zu sein. Auch die Bekämpfung der Skoliose, die infolge des Fehlens des Beingewichtes sich rasch entwickelt, muß schon in den ersten Wochen während der Liegezeit einsetzen, sonst kommt es zur Kontraktur im Quadratus lumborum und in den unteren Interkostalräumen. Da die Skoliose später häufig Veranlassung zu einem fehlerhaften Gange ist, muß diese Kontraktur verhindert werden. Sowohl in Rücken- wie in Bauchlage wird wechselseitiges Hochziehen der beiden Hüften geübt, in Bauchlage auch die Aufbäumübungen. Daß auch in dieser Zeit eine aktive Gymnastik aller Gliedmaßen im Bett durchgeführt wird, sei noch einmal erinnernd hervorgehoben.

Nach dem Aufstehen muß zuerst das statische Körpergefühl für die einbeinige Fortbewegung geschult werden. Durch kleine Hüftübungen unter Aufstützen am Fußende des Bettes wird das erhaltene Bein wieder geschmeidig gemacht, durch Seithüpfen abwechselnd nach rechts und links aus derselben Lage heraus wird erstmalig ein gewisses Gefühl der Körperbeherrschung geweckt. Ein Hüpfen rings um das Bett kann folgen; nach einigen Atemübungen kommt beim Sitzen auf der Bettkante das Zuwerfen des Medizinballes. Gleichzeitig kommt die Gewöhnung an die Unterarmkrücken – vorwärts, rückwärts, seitwärts Gehen mit Krücken und nach einiger Zeit auch das Treppenlaufen mit Krücken. Ohne Krücken kommt zum einbeinigen Hüpfen das Dreibeinlaufen auf Händen und einem Bein und vor allem die Fallübungen: Hierzu zähle ich die Jiu-Jitsurolle rückwärts, die ja mit dem Herunterlassen aus der Kniebeuge, mit dem Abrollen über Gesäß und Rücken beginnt. Ist eine gewisse Geschicklichkeit erreicht, so werden Hüpfübungen über kleine Hindernisse, wie hintereinandergelegte Stäbe oder das Hüpfen über eine kleine Treppe, auf Kisten u. a. geübt. Immer wieder werden solche Übungen unterbrochen durch Bein- und Fußgymnastik aus der Rückenlage oder dem Sitzen. Solche Übungen dienen dem Ausgleich der Überlastungserscheinungen der gesunden Seite. Auch die Geschicklichkeitsausbildung und gleichzeitig die allgemeine Stoffwechselübung wird mit diesen und ähnlichen Übungen erreicht. Sie kann während der Krankenhauszeit gar nicht genug geübt werden, denn abgesehen von dem Gewinn für die eigene Beweglichkeit ist sie dringend notwendig zur Behebung der Minderwertigkeitsgefühle. Es bedarf langer Zeit, bis das Gefühl des Krüppeltums überwunden ist, und nichts kann hierzu geeigneter sein, als die gewonnene Erfahrung der unerwarteten Geschicklichkeit in der einbeinigen Fortbewegung. Auch ist die Gewinnung dieser Geschicklichkeit ein ausgezeichnetes Mittel zur Unfallverhütung. Deswegen gehören in diese Gymnastik die Spiele mit dem Ball mit ihrem Fangen und Ausweichen bei Treffwürfen u.a. Besonders muß das Schwimmen geübt werden. Ja, es lohnt sich, sogar Nichtschwimmer hierzu auszubilden, damit sie das Gefühl der Sicherheit im Wasser und der Freude am fast ungehemmten Bewegen bekommen. Noch etwas anderes ist wichtig: Durch das gemeinsame Üben und durch die Mannschaftsausbildung im Spiel wird wieder ein Gemeinschaftsgeist erzogen, der Kranke aus der Egozentrik herausreißt. Es ist ja immer wieder auffallend, wie stark der Körperbehinderte sich seelich abschließt und für sich und seine Umgebung dadurch zur Qual wird. Wer erlebt hat, wie aufgeschlossen diese Menschen durch die Wiedergewinnung der Körperbeherrschung werden, und wie stark sie sich wieder in die Gesellschaft der Mitmenschen gerade durch den Mannschaftsgedanken des Spiels finden, wird hierauf niemals verzichten.

Begonnen wird mit kleinen, für Amputierte erdachten Spielen. Zum Beispiel den Wurf eines großen Hohlballes über ein Tennisnetz oder dgl., etwa nach den Regeln des Ringtennisspieles, bei denen 2 oder höchstens 3 Beinamputierte im Ringtennisspielfeld auf dem Boden sitzen. Weiter eignet sich das Ringtennis, das Tamburinspiel mit dem Federball und dann die Spiele in großer Mannschaft wie Faust- und Handball und als Krönung der Geschicklichkeit das einbeinige Fußballspiel. Fußball kann auch mit Krücken gespielt werden, wie überhaupt Krückenwett- und -dauerläufe eine vorzügliche Bein- und Organübung darstellen.

Was hier über die Amputierten gesagt ist, gilt in gleicher Weise von anderen bewegungsbehinderten Verletzten, also in erster Linie von Kranken mit schweren Kontrakturen im Bewegungsapparat und den Nervenschußverletzten, besonders nach Schußfrakturen mit langdauernder Eiterung. Was solche Körperbehinderten gymnastisch zu erreichen vermögen, ist immer wieder erstaunlich. Zwar wird durch diese Geschicklichkeitsübungen im allgemeinen keine wesentliche Veränderung kontrakter Narben erreicht, und bei den Nervenschußverletzten auch nur in beschränktem Umfang eine Kräftigung der gelähmten Muskulatur. Es muß dies ausdrücklich betont werden, nachdem in der Kriegsliteratur Erfolge in dieser Richtung behauptet wurden. Trotzdem kann der Wert solcher Übungen gar nicht überschätzt werden. Das oben Gesagte begründet dies zur Genüge. Sehr gute Anweisungen für den Versehrtensport gibt das Buch von H. LORENZEN: „Leibesübungen mit Körpergeschädigten"; Verlag Thieme, Stuttgart. Die spezielle Behandlung der Narben wurde bereits (siehe auch das folgende Kapitel) besprochen. Über die Lähmungsbehandlung siehe S. 49. Zweifel bestehen oft über den Zeitpunkt, wann bei den schweren, komplizierten Frakturen mit großen Weichteilverletzungen mit der Übungsbehandlung begonnen werden kann. Grundsätzlich haben wir mit der Übungsbehandlung angefangen, nachdem die Eiterung beendet war. Von diesem Standpunkt sind wir nur bei sehr langdauernden (monatelang) Eiterungen abgewichen, wenn die Eiterung gewissermaßen monoton geworden war. In diesen Fällen kann durch den Beginn der Bewegungsbehandlung eine so starke Stoffwechselanregung eintreten, daß dadurch der Kampf des Körpers gegen die Infektion zu seinen Gunsten entschieden wird. Der Erfolg war, wenn auch nicht in jedem Falle, jedoch sehr häufig in die Augen springend.

Narben und Ulcera

Über Narbenbildung ist zwar schon mehrfach gesprochen worden, doch soll hier noch einmal kurz das Wichtigste über ihre Behandlung zusammengefaßt werden.

Bei den großen mit einer Narbe heilenden Verletzungen und Ulcera der Haut haben wir in dem Bestreben, das Wachstum von den Rändern der Haut zur Mitte anzuregen, außer den vom Chirurgen sonst angewandten Hyperämisierungsmethoden auch die Massage versucht. Die Ränder der Haut werden im gesunden Teil zart gegriffen, gehoben und zwischen den greifenden Fingern gezirkelt. Wenn, – wie das häufig der Fall ist –, bereits in diesem Teil bindegewebige Verbackungen mit der Unterlage tastbar sind, wird der Finger relativ fest aufgesetzt, so daß der Finger auf der Haut gut haftet und dann werden seitlichdehnende Bewegungen ausgeführt. Der Behandler fühlt dabei deutlich den spannenden Widerstand im Narbengewebe. Das Bewegungsausmaß bei dieser zerrenden, schüttelnden Dehnung wird schon nach wenigen Behandlungen deutlich größer, und wir sahen mit großer Regelmäßigkeit, daß diese Lösung von der Unterlage und die Hyperämisierung des Gewebes die Epithelisierung der Haut sehr stark anregt, viel stärker, als wir theoretisch erwarten konnten. Im Wettlauf des aus der Tiefe wuchernden, narbenbildenden Bindegewebes mit der Haut war für letztere ein Vorsprung gewonnen. Selbstverständlich bleibt der Narbenanteil immer noch recht groß. Die Massage dauert in der einzelnen Sitzung nur wenige Minuten. Die Ausführung soll täglich erfolgen. Wir haben vielfach bei den großen Kriegswunden damit begonnen, wenn die granulierende Wunde noch deutlich eiterte. Voraussetzung ist natürlich, daß das Hautgewebe selbst keine Entzündungserscheinungen zeigt.

Bei großen Krampfadergeschwüren bildet diese Form der Behandlung einen nicht unwesentlichen Teil des therapeutischen Geschehens. Auch bei den oft monatelang bestehenden Ulcera erweist sich diese Technik oftmals als brauchbar. Nur wenn ausgesprochene Zonenzeichen (siehe S. 64 und 70) vorhanden sind, empfiehlt sich die gleichzeitige Behandlung dieser Zonen, durch die der Tonus der Gefäße stark beeinflußt wird. Vor allem das Segment L 4, gelegentlich auch L 5, pflegt besonders fühlbar zu sein. Besonders bei L 5, dem sog. Generalstreifensegment, erzielt man durch die Bindegewebsstreichung an ihrem dorsalen Rande, d.h. etwa dem dorsalen Rand der Fascia lata folgend, gute Erfolge. Neben diese ärztliche Behandlung tritt beim Ulcus das ausgesprochene Gefäßturnen (siehe S. 63), das von großer Wichtigkeit ist. Es ist bei der chronischen Thrombophlebitis eingehender beschrieben.

Bei großen Weichteilnarben ist der Grund zur Schrumpfung in der übermäßigen Wucherung des Bindegewebes zu suchen. Es fehlt das tonische Gleichgewicht, das sonst durch die Antagonistenspannung und Eigenschwere ausreguliert wurde. Infolgedessen müssen adäquate Gegenzüge angeboten werden. Das geschieht durch die Dehnung. Unterbleibt sie, so kommt es zur Kontraktur. Das frische Bindegewebe ist noch weitgehend dehnfähig. Je älter dagegen die Kontraktur wird, desto schwieriger ist es, den ursprünglich tonisch-elastischen Zustand des Bindegewebes wieder herzustellen. Es gehört Erfahrung dazu, um im Einzelfall zu wissen, ob eine relativ langdauernde Dehnbehandlung noch zum Ziel führen kann oder die operative Narbenlösung vorzuziehen ist. Aber im allgemeinen wird man sagen können, daß vielfach die noch vorhandenen Möglichkeiten der konservativen Narbendehnung unterschätzt werden. Die Dehnung soll niemals brüsk geschehen; auf die schmerzvolle Dehnung antwortet das Bindegewebe häufig mit verstärkter Kontraktur. Gerade diese, bereits am folgenden Tage deutlich feststellbare Verkürzung des Bindegewebes ist einer der stärksten Gründe für die Annahme eines echten Bindegewebstonus.

Mit der Dehnung des Bindegewebes verbindet sich die Rückbildung auf das normalerweise zu erwartende Maß an Bindegewebsmasse. Diese Erscheinung, die dem Abbau überschüssigen Knochenmaterials nach Frakturen parallel geht, ist überall da leicht festzustellen, wo die überschießende Masse groß war. Die mächtigen bindegewebigen Verschwartungen z.B., die bei Knöcheldiastase in die Augen springen, verschwinden, sowie sie nicht mehr nötig sind. Der Reiz für diese regressive Phase ist immer die Dehnung.

Die angewandten Behandlungsmethoden

Soweit die Bewegungen des täglichen Lebens oder die bewußten Ausspannungen der Antagonisten nicht ausreichen, ist die übliche Methode die federnde Schütteldehnung durch die Hand des Behandlers. Man braucht im allgemeinen 5–10 Minuten einer sanften schüttelnden Dehnung, bis das Gewebe etwas nachgibt. Daß es sich hierbei nicht nur um das Aufgeben eines muskulären Hypertonus handelt, sondern wirklich um die Dehnung in der Narbe, muß aus den laufenden Beobachtungen und Winkelmessungen bei vergleichenden methodischen Untersuchungen geschlossen werden. In mehreren Fällen haben wir in der Narkose, also der vollen Areflexie, keine größere Winkelstellung gehabt als beim Bewußtsein. Dagegen vergrößerte sich diese bereits nach 10minutigem Schütteln um mehrere Grade. Die kurze brüske Dehnung bringt auch gelegentlich gute Dehnerfolge (dies wurde schon erwähnt), aber im Vergleich mit der sanften Schütteldehnung erlebte ich nur selten Vorteile, häufig dagegen das erneute Anspringen einer Kontraktur. Da, wo die federnde Dehnung nicht zum Ziel führt, bedarf es der langdauernden sanften Dehnhaltung. Dies geht nur mit Quengeln (siehe Frakturen, S. 20). Wo auch dies nicht zum Ziel führt, bleibt als letzte konservative Maßnahme die Dehnung in tiefer Narkose – das „brisement forcé“ –. Es kann nicht eindringlich genug betont werden, daß jedes brisement mit zartester

Hand und um nur wenige Winkelgrade ausgeführt werden darf. Diese Behandlung erfordert große Erfahrung und feines Gefühl. Ich habe viele Zustände nach brisement gesehen, bei denen hinterher eine wesentliche Verschlechterung eingetreten ist, eben weil die Bewegungen zu groß waren und damit die Gewebszerreißungen nicht mehr beherrscht werden konnten. Selbst beim zarten brisement ist eine Gewebsreizung nicht zu umgehen, mit der der Körper jedoch fertig werden muß. Ich bewege am folgenden Tage nicht, am übernächsten Tag aber muß der Erfolg durch aktive Bewegung gesichert werden. Meist kann der im brisement gewonnene Erfolg einiger Winkelgrade erhalten und durch folgende brisements, die frühestens nach 10 Tagen, besser aber erst nach 20 Tagen erfolgen sollen, erweitert werden.

Phlegmonen und Panaritien

Die Bewegungsbehandlung, die grundsätzlich erst nach vollem Abklingen der Eiterung einsetzt, hat 1. die Aufgabe, die oft starken Schrumpfungen im Bindegewebe zu bekämpfen und 2. die Verklebungen der Faszien zu lösen. Beide Aufgaben gehen z.T. Hand in Hand, soweit sie mit den im vorigen Abschnitt beschriebenen Methoden der Dehnung bekämpfbar sind. Was die Faszienlösung betrifft, so kann die Aufgabe eine Erweiterung dahin erfahren, daß die einzelnen nebeneinanderliegenden Muskeln in verschiedener Richtung bewegt werden, z.B. der Extensor indicis kräftig angespannt, gleichzeitig aber der Extensor digitorum com. gedehnt wird. Der Therapeut muß sich die verschiedenen Möglichkeiten suchen und ausnutzen. Gymnastisch spielen Gebrauchsbewegungen eine Rolle, so für Unterarm und Hand die Pro- und Supination durch Keule, Stab, Schraubenzieher und Bohrer, die Knetarbeit mit Lehm, Ton oder Plastilin, am Bein die Bewegung am Ruderapparat und die ganze Stufenleiter der für Frakturen der unteren Extremität beschriebenen Übungen.

Die Durchknetung der stets sehr harten Muskulatur beschleunigt die Wiederherstellung der Funktion. Neben die Knetung tritt mit besonderer Wichtigkeit die Bindegewebsmassage, mit der man den langen, hartgespannten Muskeln entlang streicht. Das charakteristische Reibeisengefühl in der Fingerbeere des Behandlers und das schneidende Gefühl beim Patienten pflegen sehr deutlich zu sein. Ob die Strichführung zentripetal oder zentrifugal ausgeführt wird, ist dabei gleichgültig. Die zentrifugale Strichrichtung pflegt im allgemeinen bequemer zu sein.

Verbrennungen und Erfrierungen

Bei beiden Erkrankungen sind die entstehenden Ulcera und Narben völlig gleich zu behandeln wie bei gleichen Leiden anderer Genese beschrieben. Viel häufiger aber sind die Spätzustände zu behandeln, die ja im wesentlichen durch die Gefäßstörungen im befallenen Gebiet hervorgerufen werden. Ich meine die Frostschmerzen, die, bereits im September beginnend, den Winter über quälen und erst mit dem warmen Sommerwetter verschwinden, während die livide Verfärbung und die leichte Schwellung der endständigen Gliedmaßenabschnitte auch dann noch vorhanden sein kann. Diese Zustände, die in erster Linie Erfrierungen charakterisieren, die aber auch bei Verbrennungen gelegentlich parallele Erscheinungen verursachen, sind ganz anders zu bekämpfen. Wie bei den Gefäßerkrankungen eingehender beschrieben wird, bilden sich in den entsprechenden Segmenten – beim Bein also in den unteren lumbalen und oberen sakralen, beim Arm neben denen der Kreuz- und Lumbalgegend in den unteren zervikalen Segmenten – die typischen bindegewebigen Veränderungen. Die Bindegewebstechnik zur Behandlung dieser Zonen ist analog der Infiltration des lumbalen Grenzstranges bzw. des Ganglion stellatum oft von überraschend guter Wirkung. Neben diese Methode tritt das Gefäßturnen, dessen Technik auf S. 63 beschrieben ist. Auch die Saug- und Druckbehandlung im Klappschen Saug- und Druckapparat oder die auch von ihm angegebene Methode des rhythmischen Eintauchens frostgeschädigter Finger in Quecksilber kann empfohlen werden.

Reizerscheinungen im Sehnengleitapparat, Periostreizungen usw.

Die häufigste dieser Erscheinungen, die Paratendinitis crepitans, ist nach meiner Erfahrung praktisch immer dadurch ausgezeichnet, daß die zugehörige Muskulatur sich im Hypertonus befindet. Bei der knarrenden Sehnenscheidenreizung an den Streckern des Unterarmes bezieht sich der Hypertonus auf die verschiedenen Extensoren der Finger. Die Härte dieses Hypertonus pflegt recht erheblich zu sein. In den Fällen, bei denen diese Erscheinungen durch Arbeitsüberanstrengung entsteht und nicht etwa durch einen spezifischen Infekt bedingt ist, habe ich bereits nach 3 Tagen Ruhigstellung und Jodanstrich mit feinen Vibrationen der hypertonischen Muskulatur begonnen. Bereits nach wenigen Tagen, in denen der Unterarm weiter stillgestellt wird, klingt unter dieser Behandlung das Knarren ab; bis auf wenige Fälle, die refraktär blieben, sind innerhalb von 8–10 Tagen alle Reizerscheinungen abgeklungen, während mit der Ruhigstellung allein eine Heilung im allgemeinen erst in 20 Tagen erreicht wird. Meine Schülerinnen, die infolge der anstrengenden Massagetätigkeit an dieser Erkrankung vielfach litten, waren bereits nach 14 Tagen wieder einsatzfähig. Die Vibration allerdings muß zart sein. Eine das Gewebe reizende Knetung z. B. kann erhebliche Verschlimmerung bringen. Unterstützt wird die Behandlung durch leichte Schüttelung der Unterarmmuskulatur.

Auch die häufige Paratendinitis an der Achillessehne verlangt neben der Fixierung durch Heftpflasterverbände die Vibration der hypertonischen Stränge, die teils in Gastrocnemiusfasern, teils im Musculus soleus deutlich fühlbar sind. Auch hier läßt die Behandlung selten im Stich, wenn es sich um Überanstrengungsschäden handelt. Die Vibration muß allerdings täglich solange durchgeführt werden, bis der Hypertonus unter dem Finger deutlich schwindet, was mindestens eine Viertelstunde zu dauern pflegt.

Die Periostitis aus ähnlicher Genese wie die Schienbeinschmerzen bei Läufern, Tänzern und Springern oder die Epikondylitis des Tennisspielers, des Masseurs, des Arbeiters am Preßhammer sind ganz ähnlich zu bewerten. Auch bei diesen findet sich der Hypertonus der zugehörigen Muskulatur. Am Unterschenkel pflegt es der Musculus tibialis posterior und der Musculus flexor hallucis longus zu sein, am Unterarm der Musculus extensor digitorum comm., der solche Härten aufweist. Während die periostalen Reizungen am Schienbein unter der Vibrationsbehandlung und gleichzeitiger Schonstellung im Gibneyschen Steigbügelverband mit großer Regelmäßigkeit zu verschwinden pflegen, ist die Behandlung der Epikondylitis problematischer.

Während beim Tennisellenbogen, der Epikondylitis der Masseure und ähnlichem der muskuläre Überanstrengungsmechanismus ganz im Vordergrund steht, und die Beseitigung des Leidens durch die Vibration der hypertonischen Muskulatur erfolgreich zu sein pflegt, sehen wir das gleiche Krankheitsbild auch mit anderen Ursachen und anderen therapeutischen Notwendigkeiten. So beschreibt SCHULTE die Epikondylitis im Zusammenhang mit seiner Brachialgia nocturna. Wir sehen sie auch vergesellschaftet mit Plexusneuralgien anderer Genese und REISCHAUER hält die Epikondylitis für die ausschließliche Folge des zervikalen Discusprolaps. Ich selbst konnte gehäufte Fälle von Epikondylitis während einer Hungerperiode im Gefangenenlager beobachten. Bei all diesen Krankheitsbildern pflegt der Hypertonus der Unterarmmuskulatur nicht so hervorstechend zu sein und die Therapie der Vibration versagt. Dagegen finden wir in diesen Fällen bei längerem Bestehen mit großer Regelmäßigkeit Bindegewebszonen der Nackengegend und vielfach auch der Kreuzgegend. Der Rand des Musculus latisimus dorsi und das Gebiet über den Interkostalräumen bis handbreit lateral dieses Randes pflegt ebenfalls gespannt zu sein. Diese Zonen können sich auch bei der reinen Überanstrengungsmyalgie + Epikondylitis im Laufe der Zeit ausbilden. Das sind die Fälle, in denen die Bindegewebsbehandlung vom Kreuz her Besserung zu bringen pflegt. IHLENFELD und LEUBE beschreiben Verbesserungen durch diese Therapie, ohne allerdings eine Unterscheidung der verschiedenen Entstehungsursachen in therapeutischer Hinsicht zu machen. Nach meinen Erfahrungen versagt die Therapie vielfach bei der Brachialgia nocturna und ebenso hat sie bei der Hungerepikondylitis völlig versagt. Beide Krankheitsbilder beruhen vermutlich auf dem Fehlen bestimmter Aminosäuren und sind als Avitaminosen zu bewerten. Da muß die Massage versagen.

Dupuytrensche Kontraktur

Ehe es zur eigentlichen Kontraktur der Palmaraponeurose kommt, fällt beim beginnenden Dupuytren ein starker Hypertonus der interossealen Muskulatur auf. BEER, Wien, hat behauptet, daß er jeden Dupuytren durch die Vibration dieser Muskeln heilen könne, dazu aber bis zu 2 Jahren brauche. Eigene Versuche mit dieser Behandlung haben gezeigt, daß auch nur einigermaßen schwere Kontrakturen der Palmaraponeurose sich nur in mäßigen Grenzen beeinflussen lassen. Dagegen ist bei den beginnenden Fällen ein befriedigender Erfolg offensichtlich. Die Methode der Wahl ist die ganz feine Vibration der Musculi interossei und sanfte Schüttelung des Fingers, bei der eine zerrende Reizung vermieden werden muß. Die Schüttelung muß der Patient lernen und täglich wiederholt einige Minuten durchführen. Nur bei konsequenter Duchführung von seiten des Patienten über längere Zeit hin sowie einer Vibrationsbehandlung durch einige Wochen und späterer kontrollierender gelegentlicher Nachvibration (etwa alle 14 Tage einmal) läßt sich eine so lang dauernde Behandlung verantworten. Die Fälle mit deutlichen Kontrakturen in der Palmar aponeurose und Sehnen gehören frühzeitig in die Hand des Chirurgen.

Beim schnellenden Finger liegen die Verhältnisse ähnlich. HOMANN hat hier die Massagebehandlung empfohlen. Wir selbst sahen ebenfalls gelegentlich Besserungen des Leidens bei Vibration der hypertonischen Musculi interossei. Die Erfolge der konservativen Behandlung sind aber unsicher. Ich habe die Behandlung nur durchgeführt, wenn eine Operation vom Patienten abgelehnt wurde.

Schnappende Hüfte

Welcher Grund auch immer das Leiden verursacht, das eigentliche Schnappen wird bedingt durch plötzliche Änderung im Tonus der in die Fascia lata einmündenden Muskeln. Gewöhnlich findet man einen außerordentlich harten Strang im Musculus glutaeus maximus, gelegentlich auch im Musculus tensor fasciae latae. Daneben fehlt nie ein Hypertonus im Musculus glutaeus medius, etwa 2 Querfinger dorsal vom vorderen oberen Darmbeinstachel. Die Vibration dieser hypertonischen Stränge bringt häufig einen großartigen Erfolg. Nicht selten finden sich neben dem Hypertonus auch Myogelosen, die dann die kräftige Knetung verlangen. Nur bei sehr offensichtlichen, raumbeengenden Prozessen in der Gegend des großen Rollhügels wird die operative Behandlung notwendig. Ich möchte schätzen, daß mindestens 90% aller dieser Leiden mit der konservativen Behandlung heilten. Ich kann nur raten, auch bei scheinbar offensichtlich chirurgischer Indikation erst den konservativen Versuch zu machen.

Gelenkerkrankungen verschiedener Genese

Bei den entzündlichen Erkrankungen spielt die Schrumpfung der Kapsel und der periartikulären Gewebe die Hauptrolle. Ihre Behandlung wurde bereits auf S. 19 u. 34 beschrieben. Die Zustände nach gonorrhoischen Entzündungen werden in der Sulfonamid- und Penicillinära praktisch nicht mehr gesehen. Da, wo sie doch noch einmal auftreten und es zur massiven Gelenkversteifung gekommen ist, muß daran gedacht werden, daß die Neigung zum Wiederaufflackern des alten Entzündungsherdes über Jahrzehnte bestehen bleibt. Vor dem Brisement forcé kann hierbei nicht eindringlich genug gewarnt werden. Die schweren Kontrakturen setzen der Dehnbehandlung große Widerstände entgegen und verlangen vorsichtig dosierte sanfte Dehnung über lange Zeit hin. Die Quengelung unter gleichzeitiger Stauungshyperämie empfiehlt sich, noch besser ist die Saughyperämie, die allerdings nur mit entsprechender Apparatur möglich ist. KLAPP entwickelte solche Saugapparaturen für Hand, Fuß und Knie. Die Massage versucht die bindegewebigen, harten Stränge mit tiefgehender Zirkelung oder besser mit Bindegewebstechnik anzugehen. Die Behandlung ist langwierig, aber lohnt sich für den Patienten auch dann, wenn das Gelenk nur um 20–40° im Bewegungsumfang verbessert wird. Für alle schrumpfenden Gelenkprozesse gilt, daß bei Knorpelverlust die Übungsbehandlung nicht mehr am Platze ist. Anders steht es dagegen mit der

Sudeckschen Knochenatrophie

Ihre Behandlung besteht in der glücklichen Mischung der langdauernden Ruhigstellung mit den täglichen Reizen. Im akut einsetzenden Stadium mit Peristase, Ödemen usw. unterbleibt natürlich jede Übungsbehandlung. Nach etwa 3 Wochen jedoch pflegen kleine Bewegungsreize mit sehr kleinem Bewegungsausmaß und unter Zug die krankhafte Gefäßreaktion günstig zu beeinflussen. Sie werden täglich ein- oder mehrmals 1–5 Minuten lang durchgeführt. Daneben kann ein allgemeiner Stoffwechselreiz unter Ausschluß der erkrankten Extremität sehr günstig wirken. In der übrigen Zeit ist für die absolute Ruhigstellung Sorge zu tragen.

Es gelingt zwar nicht immer, das Stadium der degerativen Dysregulation auf diese Weise aufzuhalten, aber meist gelingt doch die Beherrschung dieses Stadiums, ohne daß es zu schweren Kontrakturen kommt.

Wenn die Erkrankung nicht im akuten Stadium abklingt, kommt es praktisch immer zur Ausbildung reflektorischer Zonen. In diesen Fällen pflegt die Bindegewebsmassage von ähnlich überzeugendem Einfluß zu sein wie bei Angiospasmen. Es muß daraus geschlossen werden, daß die Reize, die von diesen Zonen ausgehen, die krankhafte Gefäßreaktion sehr stark unterhalten. Die Bindegewebsmassage darf daher keinesfalls unterlassen werden. Sie unterstützt die gymnastische Behandlung bzw. gibt ihr erst die Angriffsmöglichkeit.

Nach STENGER und GUSE lassen sich aus der Art der Gewebsspannungen Schlüsse auf die Dauer der Erkrankung ziehen. Je weicher und teigiger die Quellung, um so kürzer das Bestehen der Erkrankung, während bei längerem Bestehen die Verspannungen im Verlauf der Segmente sehr viel härter werden. Sie zeigen eine gewisse Ähnlichkeit mit den Erscheinungen der Gewebsspasmen. Die subjektive Besserung macht sich vielfach mit einem ,,Kribbeln" und ,,Arbeiten" in den Fingern und Zehen bemerkbar, objektiv im Abklingen der Zyanose, dem Wiederauftreten der Hautfältelung, lokaler Erwärmung und Regulierung der Schweißabsonderung. Erst nach ausreichender Behandlung der wurzelnahen Segmentgebiete und deutlicher subjektiver und objektiver Besserung werden Hof- und Herdgebiet angegangen.

Zu diesem Zeitpunkt beginnt auch die Wärme- und Bewegungsbehandlung.

Da auch das zweite Stadium lange dauern kann und der Patient hierbei nicht mehr die absolute Ruhe braucht, sondern zeitweise seinem Beruf nachgehen kann, ist vor allem an der unteren Extremität die Entlastung der Gelenke durch Stützapparate mit Tubersitz zweckmäßig. Sonst bilden sich leicht bindegewebige Kontrakturen, die die Gehfähigkeit außer der Atrophie stark beeinträchtigen. Die regelmäßige Bewegung wirkt als ausgesprochen regenerativer Reiz. Das gilt auch für die Nachbehandlung von Gelenkempyemen. Die Schmerzgrenze soll bei den Bewegungen niemals überschritten werden. Passive Bewegungen habe ich vermieden, solange noch deutliche Erscheinungen der Atrophie bestanden. Anders steht es dagegen nach Abklingen der akuten Erscheinungen bei gleichzeitigem Bestehen bindegewebiger Kontrakturen. Dann kommt man ohne die quengelnde oder schüttelnde Behandlung nicht aus.

Im Endstadium der Atrophie muß durch Dauerdehnung vor allem mittels der Quengelschiene die bewegungsbehindernde Kontraktur möglichst weitgehend vermieden werden. Die mobilisierende Bewegung und die kräftige Durchknetung der verspannten Muskulatur kann auch dann noch gewisse Verbesserungen bringen, die vom Patienten als angenehm empfunden werden.

Auch die Tuberkulose des Gelenkes macht grundsätzlich keine Ausnahme. Wie bei allen Gelenkerkrankungen unterbleibt die mechanische Behandlung im entzündlichen Stadium. Die aktive Bewegung steht im Vordergrund, die passive muß vermieden werden. Die Frage, ob die Ausheilung unter konservativer Behandlung oder durch Resektion des Gelenkes vorzuziehen sei, soll hier nicht berührt werden. Zum mindesten bei der kindlichen Tuberkulose wird der konservativen Therapie und in dieser der Heliotherapie mit eingeschalteten Bewegungsphasen in die Ruhebehandlung der Vorzug zu geben sein. Auffallend ist die mächtige Entwicklung der Muskulatur nach Einsetzen der regenerativen Phase. Hiervon konnte ich mich in neuerer Zeit bei ROLLIER in Leysin überzeugen. Solange der Prozeß noch aktiv war, z.B. bei den zahlreichen dort liegenden Fällen von Wirbeltuberkulose, entstand kein Muskelrelief, obgleich die Betroffenen auf dem Bauch liegend ihre Rückenmuskulatur kräftig bewegten. Sowie aber die Tuberkulose klinisch sich im Stadium der Ausheilung befand, entwickelte sich bei dem noch liegenden Patienten eine Stärke des Muskelreliefs, die auch einem Gesunden alle Ehre gemacht hätte. Diese Muskelentwicklung kann somit als diagnostisches Zeichen für den Beginn der Ausheilungsphase gelten. Die örtliche Gymnastik als Bewegung unter Zug verlangt vielfach Einrichtungen, die im Einzelfall leicht herzustellen sein müssen. So kann z.B. die Kniebewegung durch

Anhängen eines Sandsackes an den Fuß ausgeführt werden, während der Patient auf einem hohen Tisch oder evtl. sogar einer Küchenleiter oder dgl. sitzt. Daneben darf der allgemeine Stoffwechselreiz nicht fehlen, – die lymphhämatogenen Formen verlangen ihn. Die Bewegung soll nicht zu schnell sein, die Kontrolle durch Fieberkurve und Senkung ist für die Dosierung unerläßlich.

Nearthrosen

Grundsätzlich wird wenige Tage nach der Gelenkneubildung mit Spannungsübungen des gesamten Muskelmantels begonnen. Die einzelne Spannung dauert 3–4 Sekunden. Spannung und folgende Entspannung werden unter leichtem Zug ausgeübt. Die dadurch entstehende Sog- und Druckbehandlung stellt einen starken Reiz für die intraartikuläre Durchblutung bzw. Durchsaftung dar. Das ist als Wachstumsreiz schon wichtig zu einem Zeitpunkt, der die reibende und scherende Bewegung der Gelenkflächen gegeneinander noch nicht zuläßt. Mit dieser kann erst etwa 14 Tage später begonnen werden. Unter deutlichem Zug werden dann Bewegungsgrößen von 5–10° in allen Bewegungsrichtungen ausgeführt, und zwar nur aktiv. Jede passive Bewegung muß vermieden werden. Bei jeder einzelnen Behandlung werden nur wenige Bewegungen ausgeführt, dagegen soll täglich mehrfach geübt werden. Der Zustand des Gelenkes bestimmt die Vergrößerung der Bewegung innerhalb der nächsten Wochen und den Zeitpunkt, wann der Zug fortgelassen werden kann. Damit also wird die Reibung der Gelenkflächen gegeneinander deutlicher. Auch zu einem späteren Zeitpunkt verbietet sich die passive Bewegung. Die ideale Gestalt des neuen Gelenkes ist doch nur in den allerseltensten Fällen zu erreichen. Somit würde sich bei passiven Bewegungen die Gefahr ergeben, daß der Bandapparat durch Hebelwirkung gelockert wird.

Diese Grundsätze gelten sowohl für Neubildungen großer Gelenke als auch für die Spanplastiken z.B. des Schulter- oder Hüftgelenkes.

Schlottergelenke

Die Behandlung wurde im wesentlichen bei der Distorsion des Kniegelenkes, S. 12, beschrieben. Grundsätzlich ist anzufügen, daß nicht nur der Tonus der Bänder, sondern auch der der Kapsel an die der parallelgeschalteten Muskulatur gebunden ist. Auch bei den chronisch rezidivierenden Ergüssen, soweit sie rein funktionell – also nicht durch Infekte – bedingt sind, sehen wir nur durch die kraftvolle Übung der umgebenden Muskulatur eine gewisse Besserung. Die Erfolge befriedigen keineswegs immer. So ist z.B. die Kapselerweiterung und -erschlaffung bei der habituellen Schulterluxation wenig beeinflußbar. Aber auch wenn mit Immetal oder Clauden ein starker Schrumpfungsreiz für die Kapsel gesetzt wird, können wir auf die gymnastische Behandlung des Gelenkes kaum verzichten. Die Form dieser Beeinflussung ist die kräftige Widerstandsgymnastik, die beim Schlottergelenk fast immer isometrisch ausgeführt wird. Die große Bewegung des Gelenkes sollte weitgehend vermieden werden. Vielfach haben wir ruckartige Züge in der Längsrichtung unter gleichzeitiger Anspannung der haltenden Muskulatur ausgeübt. Dies setzt allerdings einen sehr klaren Kommandorhythmus voraus, damit nicht eine ruckhafte Spannung des Patienten ins Leere geht, wenn der Gymnast nicht genau gleichzeitig seinen Längszug ansetzt.

Erkrankungen der Wirbelsäule

Aus der Gruppe der Knochensystemerkrankungen wähle ich als Beispiel den Scheuermann. Im akuten Stadium der Adoleszentenkyphose empfiehlt sich schon während der Ruhigstellung in Bauchlage oder Gipsschale die Massage der Rückenmuskulatur und ihre Durcharbeitung durch sanfte Aufbäumübungen. Genau wie bei der Rachitis gibt die Übung einen Stoffwechselreiz, der das Leiden ausgesprochen günstig beeinflußt. Ich habe immer den Eindruck gehabt, daß der akute Verlauf der Krankheit abgekürzt wird, sofern nicht durch verfrühte Unterbrechung der Liegeperiode Störungen verursacht wurden. Bei Schulkindern muß man dafür sorgen, daß während der Liegeperiode die Möglichkeit geistiger Arbeit erhalten bleibt. Bewährt hat sich das Liegen in Bauchlage auf einem Brett von 0,50 × 1,80 m, dessen Kopfteil etwa 30 cm hochgestellt wird. Die Stirn kann auf einem vorstellbaren Polster eine Unterlage finden. So kann ein Lesebuch oder Schreibheft, das auf dem Boden liegt, benutzt werden. Die Nackenmuskulatur kräftigt sich allerdings so, daß die Kinder die Kopfstütze vielfach gar nicht benutzen. Zur Bewegungsfreiheit der Arme muß das Brett oben beiderseits ausgesägt werden.

Spätschmerzen treten beim Scheuermann häufig erst nach langen, schmerzfreien Perioden, gelegentlich nach Jahren auf. Sie tragen vielfach neuralgischen Charakter. Discusprolapse sind nicht selten. Man findet stets eine Verspannung der Interkostalmuskeln mehrerer ICR, teils von hypertonischem Charakter, meist aber echte Myogelosen. Die bindegewebigen Zonen pflegen in gleicher Breite deutlich zu sein. Behandelt man die interkostalen Schmerzen mit Vibration bzw. der zirkelnden Knetung (bei Gelose) und gegebenenfalls die Bindegewebszonen mit Bindegewebsmassage, so lassen die Schmerzen meist rasch nach. Die Übungsbehandlung daneben ist allerdings noch wichtiger. Wir beginnen mit Aufbäumübungen, mit Seit- und Drehbewegungen im Rumpf, dem Fangen und Werfen des Medizinballes aus der Bauchlage und üben das Sandsacktragen auf dem Kopf. Auch Kriechübungen haben wir gern angewandt. Die Behandlung bringt vielfach eine völlige Befreiung von den Schmerzen oder doch langdauernde, wesentliche Besserung. Ich kann mich nur an einen einzigen Fall – einen Arztsohn! – erinnern, der behandlungsrefraktär blieb. Ein solcher Fall bleibt dann für die Spanplastik, oder besser die Plastik mit Bindegewebsmaterial, dessen Kontraktur die Kyphose streckt. Damit wird wahrscheinlich auch eine echte Druckerscheinung der Nerven im Wirbelloch, an die man denken muß, – oder das Prolabieren eines Schmorlschen Körperchens – bekämpft.

Lumbale Discushernie

Die konservative Therapie der lumbalen Discushernie ist nur verständlich, wenn man sich vergegenwärtigt, daß sowohl degenerative Erscheinungen des Faserringes und des Nucleus pulposus selbst reversibel sind, als auch der Riß des Faserringes bzw. des lig. flavum nach Rückschlüpfen der Hernie eine restitutio ad integrum zuläßt. Nur die Fälle, in denen mit dem Rückgang der pathologischen Vorgänge nicht zu rechnen ist, wie z.B. bei Verbackung des prolabierten Nucleus mit den Häuten des Rückenmarkes oder der hinteren Wurzel, verlangen unausweichlich die chirurgische Behandlung. Der Grund für die häufige Degeneration liegt in der Belastung, die infolge des Zweifüßlerstandes auf den unteren Lendenwirbeln liegt. Reischauer berechnet sie bei 25 kg Gewicht auf vorgehaltenem Arm auf 250 kg Druck. Daß schon wenige Wochen Druckentlastung die Regeneration einleiten können, kann aus der üblichen

Ruhetherapie der Ischias geschlossen werden. Man darf sich mit Recht vorstellen, daß diese Zeit ausreicht, um das Bindegewebe des Faserringes und des Lig. flavum zur Schrumpfung zu bringen und damit den Prolaps wieder zurückzudrücken.

Die Häufigkeit der konservativen Heilungen spricht dafür, daß die Beeinflußbarkeit degenerativer Erscheinungen viel größer ist, als man wohl annahm.

Vielleicht ist es wichtig, daran zu denken, daß für die Reizerscheinungen am Ischiadicus nicht nur der Druck des Nucleus in Frage kommt, sondern daß dies nur eine der auslösenden Ursachen für eine Neuritis ist. Der Nucleus selbst kann außer durch direkten Druck auch durch die Veranlassung entzündlicher Erscheinungen, z. B. an der Arachnoidea, Ursache langdauernder Ischiadicus-Neuritiden sein. Ferner muß jede Entzündung anderer Genese in diesem Bereich zur Ischias führen; und weiter bleiben die von früher bekannten Ursachen, wie Druck eines Tumors auf einen Nervenstamm u. a. m. Auch sollte man die rheumatische Erkrankung des Nerven nicht ganz von der Hand weisen.

Genau wie bei vielen anderen Erkrankungen wirken meist verschiedene Ursachen zusammen. Nur so erklären sich die bekannten Tatsachen, daß Allgemeininfekte, Einbrüche von Wetterfronten, seelische Erschütterungen eine seit langem latente Ischias oder Lumbago plötzlich wieder aufflackern lassen. Umgekehrt kann die Entfernung eines Focus schlagartig eine Heilung bringen, auch wenn die Diagnose einer Discushernie einwandfrei feststand.

Voraussetzung für eine kausale konservative Therapie wäre nach dem bisher Gesagten:

a) die Entfernung des Druckes durch den Nucleus pulposus,
b) die Beseitigung eines evtl. vorhandenen Focus,
c) die Aufhebung der degenerativen Erscheinung, also die Regeneration des Faserringes und anderer beteiligter Gewebe.

Für die Betrachtung der gymnastischen Therapie interessieren hier nur die Punkte a) und c). Das Vordringen des Prolapsus zwischen die Ränder der Wirbelkörper bedeutet praktisch immer eine Einklemmung desselben, die genau wie die Einklemmung des Meniscus mit einer Kontraktur der haltenden Apparate beantwortet wird. Der kontrakte Hypertonus der Muskulatur steht bei der Lumbago und ebenso bei der Ischias im Vordergrund des Tastbefundes. Die Behebung dieses Zustandes kann durch Repositionsmanöver geschehen oder durch Aufhebung der reflektorischen Kontraktur. Diese allein wird im entlasteten, also im liegenden Zustande dem Nucleus Gelegenheit geben, in sein Bett zurückzuschlüpfen.

Die Repositionsmanöver

1. Die Osteopathen gehen folgendermaßen vor: Der bäuchlings auf dem Tisch liegende Patient wird zunächst im Rumpf sanft seitlich hin und her geschaukelt. Diese Bewegung wird verstärkt, indem der Behandler seinen Arm unter die Oberschenkel legt und nun zunächst die Beine sanft hin und her schwingt. Die andere Hand legt sich mit sanftem Druck in die Gegend des erkrankten Wirbelsäulenabschnittes. Nun wird mit plötzlichem Ruck durch Hochreißen der Beine und heftigem Gegendruck der auf der Wirbelsäule liegenden Hand das eigentliche Repositionsmanöver ausgeführt. In manchen Fällen erhebt sich der Patient praktisch geheilt; in vielen Fällen allerdings auch mit vermehrten Schmerzen.

2. Eine von manchen „Knochenheilern" angewandte Methode ist folgende: Der in Rumpfbeuge stehende Patient wird von dem hinter ihm stehenden Behandler in der

Gegend der unteren Rippenbögen abgestützt und seitlich sanft hin und her geschwungen. Dabei wird die Höhenlage der Rumpfbeuge gewechselt, bis auf einmal der Patient das Freiwerden der Wirbelsäule mit einem „Aa" bestätigt (oder auch nicht!).

3. Zuckschwerdt redressiert in Seitenlage durch Rotation. Der Patient hat das untenliegende Bein ausgestreckt. Der Behandler faßt das in der Hüfte stark gebeugte, obenliegende Bein oberhalb des Knies und bringt es in starke Adduktion, während gleichzeitig die gleiche Schulter auf die Unterlage gedrückt, der Kopf in die gleiche Richtung gewendet wird. Wenn unter möglichster Entspannung der Kreuzgegend die Grenze der Adduktionsfähigkeit erreicht ist, folgt ein sanftes, kurzes adduzierendes Nachdrücken. Dabei wird in der Lendenwirbelsäule ein Knacken gefühlt und gehört.

4. Die Methode Abt-Keegan: Der Patient liegt auf dem Rücken. Der Behandler beugt mit sanftem Nachdruck das Bein des Patienten gegen den Brustkorb an. Nach einigen sanften Bewegungen werden diese kräftiger und ruckhafter. Die zweite Übung, die sofort angefügt wird, ist die plötzliche, kräftige Streckung des Beines durch den Patienten, während der Arzt durch Zug am Knöchel die Streckung unterstützt. Die Idee von Abt ist, daß hierdurch eine Erweiterung des Zwischenwirbelraumes erreicht würde, die das Zurückschlüpfen des Nucleus erleichtert. Er selbst gibt an, daß er damit den meisten seiner Patienten geholfen hätte. Bei den chronischen Fällen muß dieses Manöver mehrmals wiederholt werden. Abt-Keegan geben an, daß je nach der Besserung der Beschwerden die Behandlung 1–10mal wiederholt werden müsse. Je frischer die Erscheinungen durch den Prolaps, um so günstiger wirkt das Verfahren.

5. Reposition in Narkose: Die volle Entspannung der Rückenmuskulatur wird am besten in tiefer Narkose erreicht. Der Patient liegt auf dem „Lange-Tisch", also mit unterstützter Hüfte und Schultergürtel. Bei tiefer Narkose genügen einige leichte Aufhebungen des Rumpfes und Durchsinkenlassen in die Lordose, um den Nucleus in sein Bett zurückschlüpfen zu lassen. Auch bei Ruptur des Bandapparates pflegt auf diese Weise das Rückschlüpfen zu gelingen (Rumpfgips für 1–3 Monate). Bleibt der Erfolg aus, so muß mit Verklebungen der Schmorlschen Körperchen mit der Dura oder der Wurzel gerechnet werden. Diese Fälle bleiben der Operation vorbehalten.

6. Die Extension: Diese kann als Dauerextension im Bett oder für kürzere Zeit auf dem Massagetisch angewandt werden. Das Institut für physikalische Therapie Zürich (Böni) verwendet einen starken Hüftgürtel aus Drell, an dem von beiden Seiten je 6–15 kg das Fußende nach unten ziehen. Durch einen am oberen Bettende befestigten Brustgürtel wird das Abrutschen des Gesamtkörpers verhindert. Der Brustgürtel muß mindestens 23 cm breit sein, damit das Einschneiden in der Achselhöhle nicht zu unangenehm ist. Der Patient lagert mit Hüften und Beinen auf einem etwa 1 m langen, auf Laufschienen leicht rollenden Brett. Somit wird der Reibungswiderstand durch den Körper selbst weitgehend ausgeschaltet. Der Zug von 12–30 kg genügt, um die sehr kräftige Rückenmuskulatur zur allmählichen Entspannung zu bringen. Um die Lendenwirbelsäule aus der lordotischen Haltung zu bringen, werden die Unterschenkel unterpolstert. In dieser Lage spannen die auseinanderziehenden Wirbel das gelbe Band und die Faserringe der Zwischenbandscheibe an, die Wirbelkörper werden auseinandergezogen. Damit wird der Nucleus pulposus teils zurückgesaugt, teils durch die sich spannenden Bänder zurückgedrückt.

Der Erfolg dieser Behandlung, den ich während meiner 1½jährigen Tätigkeit an diesem Institut zu beobachten Gelegenheit hatte, ist offensichtlich groß. Eine ½ bis 1½stündige Extensionszeit genügte in den meisten Fällen, eine Linderung der Beschwerden für Stunden bis Tage, z.T. auch eine rasche Beschwerdefreiheit herbeizuführen. Die große Anzahl von Patienten, über die das Institut verfügt, ist nach meiner Überzeugung in erster Linie auf die Erfolge dieser Extensionsbehandlung zurückzuführen, die sich rasch herumgesprochen haben. Sie ist einfach und billig und daher besonders zu empfehlen. Angenehmer wird vielfach noch die Extension in Bauchlage empfunden, die ich bevorzuge. Um die Lendenlordose auszugleichen, muß der Bauch durch ein hohes Polster unterstützt sein (Keilkissen). Die Abwinkelung in den Knien durch Rollen unter die Fußriste ist notwendig.

Noch einfacher ist das Extensionsverfahren bei hochgestelltem Fußteil des Bettes (15–20 cm) und angeschnallten Füßen. Die Extension erfolgt durch das Eigengewicht

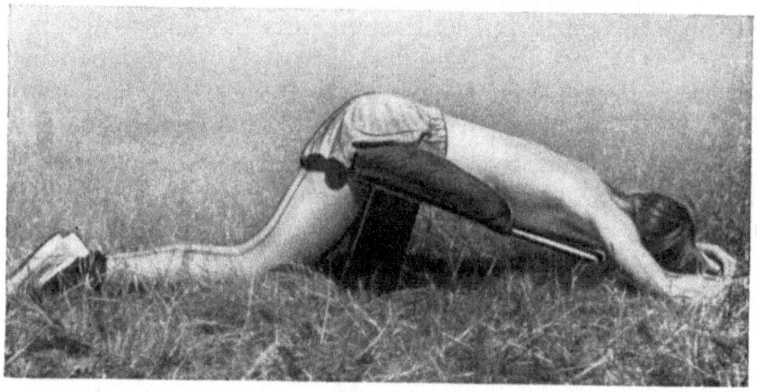

Abb. 1. Extension auf dem schrägen Brett bei lumbaler Diskopathie

des Rumpfes. Am geeignetsten ist die übliche Chaiselongue, die Unterschenkel und Füße liegen auf dem erhöhten Kopfteil. Der Bauch muß gut unterstützt sein. Erfahrungsgemäß führt die abhängige Lage des Kopfes nicht zu Kongestionsgefühlen. Der Patient bekommt rasch bei einigen „sich rekelnden" Bewegungen des Rumpfes das Gefühl der Dehnung im Lendenteil, ja, bis in die mittlere Brustwirbelsäule.

Das Verfahren eignet sich wegen seiner Einfachheit für die häusliche Extension.

Die Hängelage des Rumpfes läßt sich auch auf einem schrägen Brett erreichen. Das 1 m lange und 35 cm breite Brett liegt auf der einen Seite auf einem Widerlager etwa 25 cm erhöht. Der Patient, der hinter dem Brett kniet, legt sich kopfabwärts mit dem Bauch auf das Brett. Durch einige Schlängelbewegungen, unterstützt durch tiefe Bauchatmung, wird rasch das Gefühl der Extension im lumbalen Teil der Wirbelsäule erreicht.

Gymnastische Behandlung

Wenn der Gedanke einer Regeneration berechtigt ist – und das darf bei Bindegewebe doch wohl erwartet werden – dann muß die Übungstherapie einen besonderen Anreiz geben. Wie stark der Bandapparat durch reflektorische, tonische Einflüsse funktionell gleichgerichteter Muskeln im regenerativen Wachstum gefördert werden kann, wurde bei den Distorsionen des Kniegelenkes gezeigt (S. 12). So habe ich versucht, durch besonders kräftigende Übungen der langen Rückenstrecker und des Psoas Einfluß auf das Bindegewebe der beteiligten Abschnitte zu gewinnen. Mag die theoretische Vorstellung richtig oder falsch sein, die Erfolge bei einer großen Anzahl von Patienten waren gut. Der Vorgang ist folgender:

In Bauchlage werden mit leichten Aufbäumübungen die Rückenmuskeln beansprucht. Der Übergang von leichten zu schweren Übungen geschieht dadurch, daß der

Behandler anfänglich die Aufrichtung durch Zug an den nach hinten gestreckten Armen unterstützt, später aber durch Druck gegen die Schultern das Aufbäumen erschwert. Vorsicht vor Lordosierung der Lendenwirbel! Neben Aufbäumübungen tritt das Kriechen, auch hier lasse ich die Lordosierung vermeiden, bevorzuge also die horizontalen Kriechformen.

Mit wachsender Leistung tritt die Hockergymnastik hinzu. Der Wechsel von Kyphosierung und Lordosierung der Wirbelsäule geschieht zunächst bei kleinem Bewegungswinkel unter starkem Widerstand der ins Kreuz gelegten Faust bzw. der gegen den Bauch oder oberen Darmbeinstachel gelegten Hände. Das „leichte" Durchschwingen im Hockersitz bringt mit der stärkeren Bewegung häufig vermehrte Schmerzen und wird erst später geübt. Besser vertragen wird die Drehbewegung im Rumpf durch Widerstände gegen die Schultern (rechts und links abwechselnd) oder Stoßwürfe mit dem Medizinball. Erst wenn diese vertragen werden, darf man die auflockernden Kreuzübungen versuchen. Schon nach wenigen Tagen werden Psoasübungen hinzugenommen. Die eigentliche und kräftigste wäre das Heben des gestreckten Beines. Das kann aber in den ersten Tagen noch zu belastend sein. Deswegen üben wir gegen den ziehenden Widerstand am Fuß das seitliche Hochziehen der Hüfte. In der Übungssprache, die vom Patienten gut verstanden wird, heißt das: „das Bein in den Leib ziehen". Wird diese Übung vertragen, so folgt das Heben des gestreckten Beines zunächst unter gleichzeitigem Hochziehen der Hüftseite – was leichter geht, weil der Halt durch den Musculus obliquus abdominis internus den Musculus psoas unterstützt – und erst dann das Beinheben aus der normalen Rückenlage.

Bei mehr als 50% der Patienten kommt es zu guten Anfangserfolgen. Es wird praktisch Beschwerdefreiheit erreicht. Nur wenige sind therapieresistent, die übrigen verspüren eine deutliche Erleichterung der Beschwerden.

Es liegt in der Natur der Sache, daß Rezidive häufig sind. Die häusliche Extension, die von Zeit zu Zeit wiederholt werden soll, und ebenso die Kräftigungsübungen der Lendenwirbelsäule können sie bis zu einem gewissen Grade verhüten. Die Kranken lernen aus der Erfahrung den Zeitpunkt, wann diese Übungen und Extensionen wieder am Platz sind.

Massage

Die Massage hat von jeher bei der Lumbago und Ischias eine große Rolle gespielt. Immer finden sich die langen Rückenstrecker im Lendenteil hypertonisch. Besonders auffallend ist dies in den lateralen Fasern des Quadratus lumborum. Ebenso pflegt der Musculus glutaeus medius eine Reihe kontrakter Fasern zu haben. Weiter sind die Außenroller in der Gegend des Ischiadicus-Durchtrittes und die Beuger am Oberschenkel gespannt. Das gilt besonders von den nervenstammnahen Faserbereichen. Die Massagebehandlung soll die Muskulatur im wesentlichen auflockern. Nur die Sakroiliakalgegend und die Gegend der Ansätze des Quadratus lumborum am Beckenkamm neigen zu Gelosenbildung und verlangen eine oft tiefgehende Knetung. Contralateral der Ischiasseite findet sich am lateralen Rande der Rückenstrecker in Höhe des 2.–4. L.W. ein Hypertonus, der zur Ischias eine besondere Beziehung hat. Seine Reizung wird durch kräftige Knetung verstärkt. Seine Entspannung durch auflockernde Griffe verringert die Ischiasbeschwerden.

Neben die Massage der Muskulatur tritt die feine Vibration des Nervenstammes.

Den muskulären Verspannungen entsprechen solche des Unterhautbindegewebes. Die Partie über dem Kreuzbein selbst kann mit ihrer Unterlage ziemlich stark verbacken sein, die über der Lendenwirbelsäule eine in sich kaum verschiebbare Platte bildet. Die Gegenden über dem Darmbeinkamm, hinter dem Trochanter und im zweiten Sakralsegment, also über den Fasern des Musculus glutaeus medius, die aus der Kreuzbeingegend kommen, zeigen maximal-punktartige Indurierungen. Ebenso findet sich über dem beschriebenen muskulären Kontralateralpunkt neben dem 2.-4. L.W. ein Maximalpunkt im Unterhautgewebe.

Die Behandlung mit der Bindegewebstechnik beginnt mit der „Kreuzbeinumrandung" und den Strichen über- und unterhalb des Darmbeinkammes, sowie den übrigen Griffen des „Lenden-Beckengebietes" (siehe Technik, S. 71). Besondere Aufmerksamkeit ist dem Maximalpunkt hinter dem Trochanter und den Strichen entlang der Fascia lata, den Beugern am Oberschenkel und vorn entlang dem Sartorius zu widmen. Der Kontralateralpunkt verlangt sanfte Striche.

Was die Massagebehandlung der Lumbago betrifft, so sei ausdrücklich vor zu kräftiger Bearbeitung gewarnt. Immer wieder habe ich dadurch Verschlimmerungen gesehen. Langdauerndes weiches Durchkneten und in der Bindegewebstechnik die sorgfältige Bearbeitung der Lenden-Beckenzonen einschließlich der sanften Anhakstriche ist die geeignete Methode. Gegenüber den vielfach optimistischen Äußerungen von Masseuren muß betont werden, daß der Prozentsatz der Lumbagoheilungen durch eine einzige Massagesitzung sehr gering ist. Jeder gute Masseur erlebt zwar solche Fälle; ich kann aber auch auf Grund der Befragung vieler guter Masseure sagen, daß die Zahl solcher Fälle auch in einer alten Praxis fast an den Fingern zu zählen ist.

Zervicale Discushernie

Die Belastung des Schultergürtels einerseits, das vorgeneigte Tragen des Kopfes andererseits sind die wesentlichen, auslösenden Ursachen der zervikalen Diskushernie. Somit werden sowohl Hand- wie Kopfarbeiter von ihr befallen.

Daß die Beschwerden vielfach in den Arm ausstrahlen und Brachialgien auslösen, wurde bei der Epikondylitis beschrieben. Weitere Klagen sind Nackenschmerzen, Bewegungshemmung der Halswirbelsäule, Kopfschmerz, Unbehagen bei längerem gleichen Halten des Kopfes, z.B. bei Eisenbahnfahrten. Der Wunsch, den Kopf abzustützen, veranlaßt Fahrten in der Polsterklasse.

Die Therapie muß

1. die Entlastung der degenerierten Zwischenwirbelscheibe,
2. die Beseitigung der muskulären Starre und
3. die Schmeidigung und Kräftigung des Schultergürtels erstreben.

Die Entlastung der Halswirbelsäule geschieht durch die Glissonsche Schwebe. Sie wird täglich 1–2mal eine ¼– ½ Stunde getragen. Der Patient zieht sich selbst am Rollenzug in die ihm angenehme Lage, hält den Gegenzug und verbindet damit Kopfdreh-, -beuge-, -streck- und -seitbewegungen.

Da das Leiden meist für den Rest des Lebens bestehen bleibt – einfach weil die Noxen nicht aufhören – schafft der Patient sich am besten die Glissonsche Schwebe für den Hausgebrauch an.

Bei der Starrheit der Muskulatur handelt es sich um tiefliegende, langgestreckte Gelosen mit breiter hypertonischer Decke.

Demnach beginnen wir mit Vibrationen oder sanften, auflockernden Knetungen des Hypertonus und schließen später (etwa von der 3. Behandlung ab) kräftige, zirkelnde Knetungen der tiefliegenden Gelose an.

Quellzonen des Unterhautgewebes in breiter Fläche über dem Nacken mit Bevorzugung des Gebietes über dem Proc. prominens fehlen nie. Die Bindegewebszonen reichen meist bis in die Höhe des BWD 6. Ebenso fehlen die lumbalen Zonen fast nie, während die unteren dorsalen Zonen frei sein können. Man unterlasse die Bearbeitung der genannten Zonen mit der Bindegewebstechnik nie.

Die Schmeidigung des Schultergürtels wird durch langdauernde Schüttelungen desselben eingeleitet. Der Schütteldehnzug muß die besonders harten Fasern auflockern. Ergänzt wird die Schmeidigung durch lockeres Heben und Senken der Schulter (Armschwünge, Armkreisen usw.).

Die Kräftigung der Schulter geschieht durch Heben der Schultern gegen große Widerstände der auf die Schultern gestützten Hände des Gymnasten. Der Rumpf des Patienten soll dabei gut aufgerichtet sein. Zu dieser Hauptübung tritt das ganze Programm schulterkräftigender Übungen.

Querschnittslähmung

Bei kompletten Querschnittslähmungen mit Ausbildung der direkten Reflexbogen kann zwar jede Bewegung zunächst eine Verstärkung der Starrheit auslösen. Durchbricht man aber diese Starre durch langsame, passive, rhythmisch geführte Bewegungen, so hat man doch nach einer Reihe von Bewegungen das Gefühl einer gewissen Lösung des Rigors. Die Widerstände des Gewebes werden geringer. Das Grundleiden wird nicht beeinflußt und der Therapeut wäre wohl geneigt, diese Behandlung als zwecklos aufzugeben, wenn der Patient sie nicht von sich aus immer wieder verlangen würde. Das Durchbewegtwerden erzeugt ein angenehmes Allgemeingefühl. Diese Körperreaktion ist wohl mit größter Wahrscheinlichkeit auf die vom Sympathikus ausgehende bessere Durchblutung, die an die Bewegung gebunden ist, und damit auf die Ausschwemmung von Stoffwechselprodukten zurückzuführen. Ich habe nie versäumt, diese Behandlung mit geduldiger Regelmäßigkeit durchzuführen. Es ist ja so ziemlich der einzige Dienst, den wir an diesen bedauernswerten Menschen noch tun können.

Anders liegt die Frage, wenn es sich um partielle Querschnittsschäden handelt. Dann überwiegen die Pyramidenzeichen. Wir sehen alle Bilder vom Rigor über die Massenreflexe mit unwillkürlichen Reflexabläufen bis zum Bild des pyramidalen Spastikers, der einen relativ hohen Grad der willkürlichen Innervierbarkeit wiedererlangt hat. Beim Bestehen von unwillkürlichen Reflexabläufen größerer Muskelgruppen (Massenbewegungen) sind diese meist von ganz bestimmten Punkten aus auslösbar, bei den Beinen z. B. durch Striche, die dem Sartorius folgen, gelegentlich auch vom inneren Fußrand her. Beim einzelnen Kranken muß man sich solche Punkte suchen. Patienten, die den Tag über praktisch starr liegen, empfinden solche Massenbewegungen als ausgesprochen angenehm. In Fällen, in denen die spinale Tätigkeit überhaupt wieder zu erwachen in der Lage ist, bilden solche Bewegungen den Ausgangspunkt für die Wiedergewinnung der Willkürbewegungen. Sowie solche ausgeführt werden können, ist die Behandlung praktisch der der spastischen Lähmungen gleich. Die Übungsbehandlung kann folgendermaßen eingeteilt werden.

1. Passive Übungen:
   a) Schüttelbewegungen.
   b) Größere Bewegungen eines Gliedabschnittes in rhythmischem Wechsel, dessen Tempo die derzeitige Bewegungsstarre ergibt. Diese Bewegungen, die in

gleicher Weise bei den strio-pallidären, wachsweichen Widerständen angewandt werden, sind die Methode beim ausgesprochenen Rigor. Nach einiger Zeit fühlt man Nachlassen der Widerstände. Dadurch kann entweder die Winkelgröße erhöht oder das Tempo beschleunigt werden.

2. Aktive Übungen.

a) Bewegungen gegen einen Widerstand, der dem spastischen Muskel entgegengesetzt wird. Sie sind fast immer leichter ausführbar als aktive Bewegungen ohne Widerstand.

b) Bewegungen gegen einen Widerstand, der den nichtspastischen Muskeln entgegengesetzt wird. Sie kommen nur dann in Frage, wenn der Muskel seine antagonistische Mitbewegung aufgeben kann, also wenn ihm dessen bremsende Wirkung durch die Widerstände abgenommen wird. Zum Teil hat dieser Weg erstaunliche Erfolge.

c) Aktive Dauerbewegung einzelner Muskelgruppen. Der Gymnast übt mit der befallenen Extremität eine Viertelstunde und länger unentwegt die gleiche Bewegung. Am besten unter Musikbegleitung. Ganz primitive Schlager wie „Lampenputzer ist mein Vater" lenken am besten ab. Nach einiger Zeit setzt der „tote Punkt" ein. Nach dessen Überwindung ist die Muskulatur meist viel bewegungsaktiver.

Bei Bildern mit Fixationsreflexen mit federnden Widerständen, die an einen Spasmus mobilis erinnern, bringt langandauernde Schüttelung ein Nachlassen des Spasmus. Die Zeitdauer der Schüttelung soll für die einzelne Extremität mindestens 5, besser 10–15 Minuten sein. Hinterher pflegen die Willkürinnervationen deutlich gebessert zu sein. Die Enderfolge sind immer abhängig vom Grad der spinalen Zerstörung. Sehr erfreulich pflegen sie nur in seltenen Fällen zu sein. Für die Kranken aber ist es wesentlich, daß sie überhaupt in die Lage kommen, sich selbsttätig weiterzubewegen. Das wird ohne die sorgfältige und meist recht mühevolle Bewegungsbehandlung vielfach nicht erreicht. Die nervösen Elemente des Rückenmarks, die durch die Funktion und die damit verbundene Hyperämie die Möglichkeit erhalten, toxische Stoffe abzugeben, verkümmern, wenn dieser Reiz unterbleibt. Der Zeitpunkt des Beginns dieser Übungen darf nicht zu früh und nicht zu spät liegen. Entzündliche Vorgänge, die ja stets mit Ödem oder zumindest mit Schwellungen verbunden sind, und andere raumbeengende Erscheinungen des Rückenmarks verbieten Bewegungen, die den Druck in der Wirbelsäule erhöhen könnten. Da jedoch die Resorption durch eine sanfte Bewegungsbehandlung gesteigert wird, sei man auch nicht zu ängstlich mit deren Anfang. Bei entzündlichen Erkrankungen dürfte der Termin mit dem Abklingen des Fiebers gegeben sein.

Die schlaffen Lähmungserscheinungen im Bereich der Querschnittsläsion selbst werden wie die schlaffe Lähmung behandelt. Hierzu Näheres im folgenden Kapitel über periphere Nervenverletzungen. Sensible Störungen, vor allem im Sinne der Hyperalgesie, die meist für einige Monate an den Wiederbeginn der Motilität geknüpft sind, gelegentlich aber sehr viel länger bestehen bleiben und daher für den Träger sehr unangenehm sind, lassen sich dann behandeln, wenn sie mit einem Hypertonus der segmental versorgten Muskulatur verknüpft und an diesen gekoppelt sind. Die feine Vibration ist hier die gegebene Methode. Die Wirkung ist hier also der der Novocain-Infiltration ähnlich. Die Erfolge sind keineswegs immer vorhanden, aber doch in so großer Zahl, daß die Therapie empfohlen werden kann.

Periphere Nervenverletzungen

Die Friedensverletzungen der peripheren Nerven pflegen zumindest bezüglich der Notwendigkeit der Naht keine Indikationsschwierigkeiten zu bereiten. Infolgedessen bestehen auch keine Schwierigkeiten bezüglich der Therapie. Bei den Kriegsverletzungen spielte die Schockwirkung des Nerven, die teilweise Läsion sowie der Infekt für die Indikation der Naht bzw. der konservativen Behandlung eine sehr große Rolle. Beim langsamen Nachwachsen des Nerven brauchte es fast immer Monate, bis die Frage entschieden werden konnte, ob die Regeneration ohne Naht zu erwarten ist. Da nach FÖRSTER bis zu 5 Monaten keine Unterschiede in der Wiederkehr der Motorik nach ausgeführter Naht bestehen, kann in Zweifelsfällen bis zu diesem Termin gewartet werden. Wenn dann eine Regeneration nicht eingetreten ist, sollte die Freilegung des Nerven erfolgen. Die Frage, ob in den Monaten, in denen mit einer Motorik noch nicht gerechnet werden kann, eine Übungstherapie stattfinden soll, ist mehrfach erörtert worden. Der immer wiederkehrende Versuch der Innervation kann, wenn er erfolglos bleibt, deprimieren. Dem aber steht entgegen, daß durch die regelmäßige passive Bewegung die Durchblutung gesteigert wird. Man sieht das an dem sich bessernden Turgor der Haut durchaus deutlich. Die Möglichkeit, daß mit dem Impuls, der ja die Endstrecke trifft, die sympathischen Gefäßfasern innerviert werden, ist nicht von der Hand zu weisen. In einem Lazarett für Nervenschußverletzte, das seine Patienten aus den verschiedensten Lazaretten erhielt, wurde das deutlich. Aus dem guten bzw. schlechtem Zustand der Muskulatur war mit Sicherheit abzuleiten, welche Patienten mit Bewegungstherapie behandelt worden waren. Für die Regeneration der Nerven muß der Zustand der Muskulatur eine erhebliche Rolle spielen. Aus diesem Grunde empfehle ich die Bewegungsübungen auch in den Monaten, in denen mit der Wiederkehr der aktiven Bewegungen noch nicht gerechnet werden kann.

Die Bewegungen sind natürlich passiv. Wir machen sie zunächst – wie weiter unten beschrieben – in langsamem, rhythmischem Tempo. Es soll nicht versäumt werden, den Patienten darauf aufmerksam zu machen, daß ein Effekt zur Zeit noch nicht zu erwarten ist. Damit wird verhindert, daß er dies krampfhaft zu erreichen sucht und damit nur die Antagonisten in Funktion setzt. Diese Fehlinnervation ist das, was die Restitution am meisten stört.

Von hyperämisierenden Methoden in dieser Zeit bewähren sich am besten galvanische Teilbäder als Vorbehandlung. Die elektrische Reizung – am besten mit Schwellströmen – sind für die Durchblutung und damit Erhaltung der Muskelfasern wichtig und wurden von den Verletzten immer wieder erbeten.

Wenn die wachsenden Neuriten mit ihren Endplatten den Muskel erreichen und mit der Rückkehr der Innervation gerechnet werden kann, ist es keineswegs selbstverständlich, daß dies durch den täglichen Gebrauch erreicht wird. Die antagonistische Innervation überwiegt im allgemeinen diese ersten schwachen Innervationsmöglichkeiten im gelähmten Muskel. So kommt nur immer die Fehlbewegung heraus, und der Patient lernt mit Resignation, dies als das Ergebnis seiner Bewegungsversuche anzusehen. Die Übungsbehandlung muß alles darauf abstellen, den Antagonisten auszuschalten. Das geschieht am besten durch passive, kleine, genau rhythmisch ausgeführte Bewegungen in einem Zeitmaß zwischen $1^1/_2$ und 2 Sekunden. Anfänglich können 50–100 solcher Bewegungen ausgeführt werden, ohne daß der Patient mitmachen soll. Es ist sogar vorteilhaft, daß der Behandler den Patienten durch Unterhaltung ablenkt, während er selbst seine rhythmischen Bewegungen fortsetzt. Nach dieser Zeit erfolgt der Auftrag, sich die Bewegung gut anzusehen und sie mitzudenken, zunächst ohne sie auszuführen. Erst nach 10–15 solcher Bewegungen wird der Auftrag gegeben, „ganz leicht mitzumachen“. Erfolgt jetzt eine antagonistische Bewegung, so wird durch ein „Halt“ sofort unterbrochen und einige passive Bewegungen zwischengeschaltet. Während dieser Zeit wird der Patient auf seinen Fehler aufmerksam gemacht. Nun wird in der gleichen Reihenfolge wiederholt, bis die ersten leichten aktiven Impulse erscheinen. Der Behandler fühlt das durch die plötzlich verminderte Schwere des geführten Gliedes des Patienten. Es empfiehlt sich, die eigene, freie Hand auf den zu bewegenden Muskel zu legen, um feine Kontraktionen zu fühlen. Der Patient fühlt die ersten, schwachen Kontraktionen meistens noch nicht. Ist er aber auf deren Vorhandensein aufmerksam gemacht worden und damit seine freudige Spannung wachgerufen, so fühlt er weitere Kontraktionen bald. Da das Gewebe zunächst außerordentlich ermüdbar ist, soll man diese Übungen nicht zu lange ausdehnen. Ich habe nur gelegentlich eine erste provokatorische Behandlung bis zu 25 Minuten gemacht, um einmal das Gefühl der aktiven Innervation beim Patienten hervorzuzaubern. Diese Bewegungen können auch im warmen Wasser gemacht werden. Wesentlich ist nur, daß der Behandler die Kontrolle über den zu übenden Muskel und seine Antagonisten sicher behält. Sowie das Gefühl für die Bewegung wachgerufen ist, empfiehlt sich die Behandlung im Wasserbad, also ohne Führung der Bewegung durch den Gymnasten, oder, falls vorhanden, im Bewegungsbad.

Die Wiedergewinnung der Funktion bei primär genähten Nerven ist sehr gut. Bei Kriegsverletzten hing die Prognose im wesentlichen von dem Zeitpunkt der Operation bzw. von der Schädigung durch Infekte ab. Die Erfolge unter Kriegsverhältnissen waren recht unterschiedlich; z.T. sind sie sehr hoch beziffert, doch trifft das nur für besonders günstig gelagerte Verhältnisse zu.

Erfolge sind oft noch nach auffallend langer Zeit praktisch völliger Lähmung zu erzielen. Ich verfüge über eine Anzahl von Beobachtungen, bei denen mehrere Jahre eine Wiederfunktion ausblieb, weil die antagonistische Überinnervation sie verhinderte. In diesen Fällen wurde z.T. eine volle Funktion mit erheblicher muskulärer Kraft erreicht. Da die Ganglienzellen der Endstrecke unbeschädigt sind, kann ein solcher Übergang von völliger Lähmung zu praktisch voller Funktion auch erwartet werden im Gegensatz zur Poliomyelitis, bei der die Schädigung in den Vorderhornzellen selbst liegt.

Ist durch die obenbeschriebene Art des Vorgehens eine einigermaßen sichere Innervationsmöglichkeit gegeben, so folgen zunächst leichte, nachher gesteigerte Widerstandsbewegungen. Daneben soll frühzeitig mit sportlichen oder spielerischen Übungen begonnen werden, um die Sicherheit der allgemeinen Bewegungen zu erlangen.

Gelegentlich haben wir beobachtet, daß eine zunächst gewonnene Funktion wieder verloren ging oder auch, daß in einem Fall, der nach dem ganzen Bilde hoffnungsvoll schien, die Funktion trotz eifrigen Bemühens nicht einsetzte. Wurde nun eine etwa 14tägige Übungspause eingelegt, so erschien die Funktion nach dieser Pause auffallend rasch und kräftig. Daraus muß man schließen, daß die Überanstrengung eine große Gefahr ist, und daß Pausen wichtig sind.

Kehrt die Funktion nicht zurück, so ist die Aufgabe eine ganz andere, nämlich:

1. alle Ersatzmöglichkeiten zu üben.

2. Wenn das nicht möglich ist, die Gesamtbewegung so umzustellen, daß der Betreffende trotz der bestehenden Ausfälle möglichst unbehindert sich bewegen lernt. Das letztere geschieht im wesentlichen bei Spiel und Sport. Für das erstere muß der Gymnast alle Möglichkeiten ausfindig machen (z.B. Beugung des Ellbogens durch Anspannung der Extensoren am Unterarm, usw.).

Bauchorgane

Gymnastik als Operationsvorbereitung

Bei der Vornahme von Operationen in nicht entzündlichem Zustand – oder Intervall – ist die Vorbereitung der Gewebe durch die Bewegungstherapie im Laufe der Jahrhunderte immer wieder gepflegt und immer wieder vergessen worden. Von der Mehrzahl der Chirurgen wird sie m. E. in ihrer Bedeutung unterschätzt. Der Sinn einer solchen Vorbereitung ist die Erzielung einer günstigen Tonuslage der Bauchdecke, einer guten Stoffwechsellage der Intestinalorgane und vor allem die Beseitigung von Stasen im Bauchraum. Das reiche Venennetz, vor allem das des kleinen Beckens, gibt zu solchen Stasen vielfach Anlaß, vor allem, wenn der Patient eben wegen dieses Leidens die gründliche Durchbewegung seines Bauchraumes scheut. Dem Gynäkologen sind diese Stasen besser bekannt als dem Chirurgen, da durch sie eine Reihe charakteristischer gynäkologischer Beschwerden ausgelöst werden. Sie sind für manche Thrombose verantwortlich zu machen.

Im Vordergrund der Therapie steht die Bauchatmung als kreislauffördernde Maßnahme und die Tonussteigerung der Bauchdecke durch Bauchmuskelübungen. Es kann aber auch möglich sein, daß zur Verhinderung von Schmerzen hypertonische Fehlhaltungen vorhanden sind, die dann die gezielte, auflockernde Gymastik oder Massage verlangen. Die Zeit einer solchen Vorbereitung ist nach unserer Erfahrung mit 3–4 Tagen richtig bemessen. Diese Erfahrungen beziehen sich auf das Vorgehen in der Bierschen und Stoeckelschen Klinik Berlin.

Die postoperative Behandlung

Ziel ist die Behebung der Atonie durch den Operationsschock. Sie muß daher als eine der Unterstützungsmaßnahmen zur Verhinderung der Thrombosengefahr gewertet werden. Wie deutlich der Tonus der Gewebe, z. B. auch des Darmes und damit seine Peristaltik, angeregt wird, wurde einmal sehr hübsch durch die Oberhebamme der Stoeckelschen Klinik ausgesprochen. Sie äußerte 8 Tage nach Einführung der Wochenbettgymnastik, der sie zunächst sehr skeptisch gegenüberstand: „Zum mindesten brauchen wir nur noch die Hälfte des Rizinusöls." Walthard, Zürich, führte die starke Abnahme seiner Thrombosenfälle im Wochenbett von 11% auf 3% auf die Einführung der Wochenbettgymnastik zurück.

Adhäsionsbeschwerden

Wenn die Gefahr serofibrinöser Verklebungen besteht, kann die Durchbewegung mit der Erzeugung einer Hyperämie für die rasche Resorption sorgen. Die Art der postoperativen Gymnastik ähnelt weitgehend der Wochenbettgymnastik. Wie diese soll sie frühestens nach 24, spätestens nach 48 Stunden post operationem mit einigen Tiefatemübungen beginnen. Die Massage, die im Wochenbett ihre Bedeutung hat, weil sie die Kontraktionen der Gebärmutter und die Tonusrückgewinnung der Bauchdecke unterstützt, ist nach Bauchoperationen im allgemeinen unnötig und unterbleibt besser. Ein Übungsschema ist S. 84 angegeben.

Wurde nach der Operation die Gymnastik unterlassen, und ist es zu Verwachsungen gekommen, so bedarf es einer gründlichen Durchbewegung der betreffenden Bauchpartie. BIER hat hierfür die Saugglocke angegeben, die von KIRCHBERG in großem Stil angewandt wurde. Die große, den halben oder den ganzen Bauch deckende Glocke saugt große Teile desselben ein. Die Hyperämisierung auch der Bauchhöhle sowie die mechanische Bewegung ihres Inhaltes ist beträchtlich. Ähnliches wird auch durch die kraftvolle Bauchgymnastik erreicht. Auch die knetende Massage wirkt im selben Sinn. Die Hyperämie also und die mechanische Durchbewegung leiten die resorptiven Vorgänge ein. Es kommt dadurch tatsächlich zur Lösung von Adhäsionen. Meist genügen hierzu wenige Behandlungen, gelegentlich werden 10—15 Sitzungen benötigt. KIRCHBERG berichtet über erstaunliche Erfolge mit der Saugglocke. Unsere Erfolge mit der gezielten Gymnastik und Massage sind ebenfalls beträchtlich.

Reflektorische Störungen

Bei diesen Späterscheinungen, die am häufigsten nach Gallen- und Magenoperationen sowie Appendektomien gesehen werden, fühlt der tastende Finger fast immer charakteristische hypertonische Bezirke, auch in der das Organ umgebenden und deckenden Muskulatur, und ebenso Spannungsveränderungen in den reflektorisch zugehörigen Hautsegmenten. Auf diese Erscheinungen muß etwas näher eingegangen werden, da bei ihrer Nichtbeachtung der Erfolg ausbleiben kann. Der Sitz dieser muskulären Härten ist weitgehend gebunden an die mit dem Organ in Verbindung stehenden Segmente, also an die Headschen reflektorischen Zonen. Über diese segmentale Bezogenheit hinaus ist bei allen Erkrankungen des Bauches auch der Muskulus psoas beteiligt, obgleich er lumbal innerviert wird, während die meisten Organe ihren Segmentbezug aus dorsalen Sympathikusplexen erhalten. Bei allen zwerchfellnahen Organen ist außerdem auch dieses beteiligt, obgleich es von zervikalen Segmenten (Phrenikus) innerviert wird. Das erkrankte Organ wird also in seine entsprechend hypertonisch gespannten Muskeln seiner Umgebung eingepanzert.

Die bereits von MACKENZIE und HEAD ausgesprochene Meinung, daß eine direkte Reflexverbindung vom erkrankten Organ über seine sympathischen Ganglien, die Rami communicantes, die hintere Wurzel und den Rückenmarksabschnitt, eine Verbindung zu der vegetativen Versorgung von Haut bzw. Muskulatur bestehe, ist im letzten Jahrzehnt von den verschiedensten Beobachtern bestätigt worden. Allgemein werden heute wohl die sympathischen Anteile bei der Versorgung dieser Gewebe als die Vermittler des funktionellen Reizes angesehen. Fragt man nicht nach dem Weg, sondern nach dem Zweck, so herrscht Einmütigkeit darüber, daß die Reaktion dem Schutz des Organes gilt. Folgt man den Gedankengängen der Synallaxetheorie SCHEIDTS, daß innerhalb einer Einheit die Erregungsfähigkeit der nervösen Elemente aufeinander abgestimmt sei, so ergibt sich die Notwendigkeit, daß die Erregungsänderung der nervösen Elemente eines Organes auch eine Erregungsänderung aller anderen, der betreffenden Einheit zugehörenden nervösen Elemente, auslösen muß. Was im Einzelfalle als „Einheit“ gilt, wird nach dem Grade der die Erregung hervorrufenden Noxe sehr verschieden sein. Einmal kann es das Ursegment sein, ein anderes Mal ein funktionell benachbartes Organ (vicero-visceraler Reflex), ein drittes Mal der ganze Körper oder doch Segmente, die vom befallenen weiter entfernt sind (Irradiation). Diese Gedanken sind durch die Scheidtsche Synallaxetheorie gut erklärt.

Während nun im allgemeinen mit der Gesundung des Organs sich auch diese erhöhte Erregbarkeit zurückbildet, und damit der Hypertonus wieder verschwindet, bleibt in einer Anzahl von Fällen aus unbekannten Gründen der Reizzustand und der muskuläre Hypertonus bestehen. Nun kommt es meist nach einem schmerzfreien

Intervall von einigen Wochen zu rückläufig reflektorischen Störungen im Organ selbst. Es kommt zu Motilitäts- und Sekretionsänderungen mit den gleichen Schmerzen, die bei der organischen Krankheit bestanden. Die klinische Untersuchung läßt keinen organischen Befund mehr erkennen, die Beschwerden gelten als funktionell oder auf Grund der Art der Klagen als neurotisch. Treten solche Krankheitsbilder nach Operationen auf, so denke man an die Möglichkeit rückläufig reflektorischer Funktionsstörung. Finden sich solche reflektorischen muskulären Zonen, so versuche man ihre Beseitigung. Kann der Hypertonus zum Verschwinden gebracht werden, so hören die Beschwerden auf. Motilität und Sekretion werden wieder geregelt. Die gewählte Methode ist feine Vibration des muskulären Hypertonus. Auch die gezielte, auflockernde Gymnastik kann dasselbe erreichen. Gelegentlich genügt eine einzige Behandlung, meist sind 5—10 nötig, um die Beschwerden zu beheben. Es muß keineswegs die Muskulatur des gesamten Segmentes hypertonisch sein; HEAD hat schon von Maximalpunkten innerhalb dieser Zonen gesprochen, und solche muskulären Maximalpunkte, die meist einen charakteristischen Sitz haben, sind auch im allgemeinen hervorstechender als die Härte der Gesamtzone.

Die hauptsächlichsten Maximalpunkte, die mit Regelmäßigkeit gefunden werden, gehen aus der Tabelle S. 100 hervor. Es handelt sich im allgemeinen um 5 cm lange, strohhalm- bis bleistiftdicke feine, hypertonische Stränge, die in der Muskulatur, teilweise auch in sehnigen Platten, z.B. der Fascia lumbo dorsalis, gefunden werden. Feinste Vibrationen, die ihrem Rande folgen, können sie manchmal in einer einzigen Sitzung zum Verschwinden bringen.

Außer dem muskulären Hypertonus findet sich eine tonische Veränderung im Unterhautgewebe. Es fühlt sich induriert an und kann aufgequollen oder eingezogen sein (siehe S. 9 und 70). Eine Methode zur Beeinflussung dieser Zustände ist von Frau DICKE angegeben worden (siehe Technik: Bindegewebsmassage).

Sieht man den Sinn solcher Veränderungen im Schutz des Organes, wie das bereits bei HEAD und MACKENZIE geschehen ist, dann würde hier also eine doppelte Sicherung eingeschaltet sein. Die Behandlung kann gleichwertig entweder von der Muskulatur oder der Unterhaut erfolgen. Ich bearbeite das Gewebe, dessen Hypertonus auffälliger ist, gelegentlich auch beide. Im allgemeinen ist allerdings nur die Bearbeitung entweder der Muskulatur oder des Bindegewebes nötig, da mit der Detonisierung einer der beiden Reflexzonen auch die der anderen reflektorisch gekoppelt ist.

Diese Erscheinungen kommen nicht nur nach Erkrankungen und Operationen, sondern auch neben weiterbestehenden organischen, also chronischen Krankheiten vor. Ihr rückläufig reflektorischer Charakter entwickelt sich bei chronischen Erkrankungen erst im Laufe der Zeit; und nun sind diese reflektorischen Zonen geeignet, die Schmerz- und Anfallsbereitschaft zu erhöhen.

Während die Zonen bei akuten, organischen Erkrankungen nicht angegangen werden, weil sie ja den Sinn des Organschutzes haben (im Gegensatz zu GLÄSER und DALICHO, die das außer bei hochentzündlichen Erkrankungen propagieren), wird die erhöhte Anfalls- und Schmerzbereitschaft rückläufig reflektorischer Natur bei chronisch-organischen Krankheiten mit Erfolg bekämpft. Die Anfälle, z.B. bei chronischen Gallenblasenerkrankungen, werden seltener und weniger heftig.

Da die Zonen nach einiger Zeit sich wieder entwickeln, muß die Behandlung in größeren Zeitabständen (meist ½—1 Jahr) wiederholt werden. Das Bestehen solcher rückläufig reflektorisch wirkenden Zonen bei chronisch-organischen Erkrankungen ist für die Operationsindikation nicht ohne Bedeutung. Durch sie ausgelöste Schmerzattacken können den Chirurgen zum operativen Vorgehen zwingen, auch in Fällen, in denen der Allgemeinzustand des Patienten ihn dieses lieber vermeiden ließe.

Es lohnt sich in solchen Fällen, die Zonen aufsuchen und mit der muskulären oder bindegewebigen Technik behandeln zu lassen. Der Zustand des Patienten kann nach deren Beseitigung durchaus erträglich sein.

Auch diagnostisch sind die Zonen von Bedeutung. Gelegentlich gelingt die Organdiagnose in Fällen, in denen die uncharakteristischen Beschwerden des Patienten irreführten. Als Beispiel sei folgendes angeführt: Frau B. leidet an Krampfzuständen im Brustraum und Anfällen von Bewußtlosigkeit, verbunden mit Hypoglykämie. Die Erscheinungen ließen zwar an einen Pankreastumor denken, die ausgesprochen neurotischen Züge dagegen veranlaßten den Neurologen und Chirurgen, diese Diagnose immer wieder zurückzustellen. Es findet sich im Segment D 9 eine von der Wirbelsäule bis zum hinteren Rippenbogen verlaufende Hautzone mit einer so deutlichen und nur auf dieses Segment beschränkten Quellung, daß diese Zone auf eine erhebliche Funktionsstörung der Pankreas bezogen werden mußte; sie gab den Ausschlag zum Operationsentschluß. Die Operation bestätigte die Diagnose des Pankreasadenoms.

Die hauptsächlichsten muskulären und bindegewebigen Zonen der Bauchorgane ergeben sich aus der Tabellenübersicht auf S. 100. Ihre Bearbeitung spielt bei der Behandlung der Bauchorgane eine wichtige, aber keineswegs die einzige Rolle.

Leber- und Gallenwege

Der Behandlung zugänglich sind folgende Leiden:

1. Die Cholezystopathie. Bei ihr ist der Zonenbefund geradezu Leitmotiv für die Behandlung. Der fehlende Organbefund macht diese Krankheit zum Prototyp der funktionellen Störung und die Kranken gehen von Arzt zu Arzt. Ihre Klagen werden für neurotisch gehalten. Die Beseitigung der Zonen bringt oft eine schlagartige Besserung, wenn nicht gar Heilung. Man kann sich vorstellen, welche psychische Erleichterung, ja geradezu Befreiung das für diese Kranken bedeutet. Oft allerdings verbindet sich inzwischen mit der reflektorischen Störung auch das „Kreisen" der Gedanken um die Krankheit, die Neurose. Dann bedarf es neben der Zonenbehandlung besonders der erziehenden Gymnastik. Das Einspannen des Kranken in den Behandlungsplan ist der stärkste, heilende Faktor bei dieser Form der Neurose.

Für die Massagebehandlung ist der 8. I.R. und der feine Strang im Obliquus internus (siehe Tabellenübersicht) besonders wichtig. Deren Vibration bringt nach meinen Erfahrungen die sichersten Erfolge. Einige Male war der Erfolg gebunden an den feinen Strang im Musculus obliquus abdominis internus. Dieser hat übrigens einen besonderen diagnostischen Wert, da er nur bei Erkrankungen der Galle gefunden wird. Wer die Bindegewebstechnik bevorzugt, soll mit zarten Strichen der Resistenz über der 9. Rippe folgen und die beiden Maximalpunkte am inneren Schulterblattrand bevorzugt bearbeiten. Meist führt diese Behandlung – auch ohne daß andere getastete Spannungsveränderungen mitbehandelt werden – zum Erfolg. Ist dies nicht der Fall, so müssen alle Veränderungen bearbeitet werden.

Auf die gymnastische Schulung lege ich besonderen Wert. Die Gymnastik muß versuchen, die rechten, um den 8. gelegenen Interkostalräume zu bewegen. Das geschieht am besten durch Drehschwünge des Rumpfes aus dem Hockersitz (siehe Technik, S. 93). Bevorzugt werden das Vordrehen der rechten Schulter mit Heben des rechten Armes bis zur Horizontalen. Vermieden wird der Rückschwung des rechten Armes, weil die Pressung der Leber durch den gespannten Musculus obliquus abdominis externus oft nicht vertragen wird. Die Atemübung mit Bekämpfung des Zwerchfellringes, also vor allem Vorwölbung des Epigastriums, steht im Mittelpunkt des Übungsprogrammes, das bei den ersten Malen nur wenige Minuten dauert. Sie bildet einen starken Stoffwechselreiz für die Leber. Ihre funktionelle Einschaltung pflegt auch der Galle zugute zu kommen. In Fällen, in denen die Behandlung zur Beseitigung funktioneller Störungen neben organischen Veränderungen durchgeführt wird, kann durch eine solche Behandlung – wie übrigens auch durch die Massagebehandlung – ein Gallenanfall ausgelöst werden. Das zwingt nicht zum Absetzen der Behandlung, sondern muß eine Umdosierung veranlassen. Solange die Zonenbildung anhält, bleibt die Anfallsbereitschaft vergrößert bestehen.

2. Die chronische Cholezystitis und Cholelithiasis. Es wurde betont, daß bei den organischen, chronischen Erkrankungen die entstehenden Zonen die Auslösung von Anfällen begünstigen können. Die Beseitigung der Zonen setzt die Häufigkeit und Schwere der Anfälle herab. Ich kenne Patienten, bei denen die Anfallsneigung überhaupt beseitigt wurde. Von der Zonenbehandlung sollte in den Fällen, in denen eine strenge Operationsindikation nicht besteht, ausgiebig Gebrauch gemacht werden! Auch die gymnastische Behandlung ist wichtig, denn selbstverständlich muß bei Fehlen der Bewegungsanregung für die Leber deren Stoffwechselfunktion gestört werden oder es sogar bleiben. Daß durch zu starke Bewegung ein Anfall ausgelöst werden kann, wurde betont. Bei einiger Erfahrung des Behandlers aber kann diese Gefahr als äußerst gering betrachtet werden. Das technische Vorgehen ist das gleiche wie bei der Cholecystopathie (siehe auch folgenden Punkt: Die Leber).

3. Die nichtentzündlichen Spannungszustände der Leber. KIRCHBERG bezeichnet die Mechanotherapie der Lebergegend als eines ihrer wichtigsten Kapitel überhaupt. Er empfiehlt mit MOEBIUS die Anregung der Leberfunktion durch die Atmung einerseits und die Vibration andererseits. Wenn daneben noch das Bergsteigen genannt wird, so kann dies seinen Grund nur in der Anregung zur vertieften Atmung haben. Daß die Atmung dieses große Blutreservoir vor dem rechten Herzen auszupressen in der Lage ist und daß hierdurch auch eine Anregung für die vielseitigen funktionellen Aufgaben der Leber gegeben ist, ist Allgemeingut internistischen Denkens. In der Praxis werden immer wieder starke Wirkungen auf den Stoffwechsel gesehen. Ebenso auffallend ist hier auch das Kleinerwerden der angeschoppten Leber nach zarter, länger dauernder Vibration ihres unteren Randes. Bei der allgemein detonisierenden, also auch gefäßdilatierenden Wirkung muß angenommen werden, daß Krampfzustände innerhalb des Lebergewebes lösbar sind. Es kommt also zur depletorischen Wirkung. Diese etwas in Vergessenheit geratene Therapie sollte wieder in stärkerem Maße angewandt werden.

Erkrankungen des Magens

Von besonderem Interesse ist die Behandlung der Enteroptose. Ptotische Beschwerden verschwinden nämlich – außer in den allerschwersten Formen – mit so großer Regelmäßigkeit unter einer Übungsbehandlung, daß der ausbleibende Erfolg den Gedanken an eine nichtdiagnostizierte, zweite Erkrankung des Magens nahelegen muß. Der Leitgedanke der Behandlung ist die Verbesserung des Bauchdeckentonus. Merkwürdigerweise tritt der Erfolg der Behandlung rascher ein, als er erwartet werden kann. Meist verschwinden die Beschwerden nach der 2. oder 3. Behandlung, unabhängig vom Alter des Patienten. Manifest wird diese Verbesserung allerdings erst nach etwa 6wöchiger Behandlung (3mal wöchentlich). Die Behandlung besteht in Spannungsübungen der Bauchdecke, also Heben der Beine oder des Rumpfes aus der Rückenlage, der Mensendiek-Rumpfbeuge und dgl., dem Rudern und anderen bauchkräftigenden Übungen, sofern nur Sprungübungen mit Erschütterungen des Bauchinhaltes vermieden werden. Die Ptose selbst wird wenig beeinflußt, aber der funktionelle Erfolg ist, wie gesagt, sehr gut. Bei 60% der Kranken blieb der Erfolg auch dauernd. Bei den übrigen mußte etwa 1–2mal im Jahr eine Nachbehandlung erfolgen. Eine Ruderin z. B. bekam in der 2. Winterhälfte regelmäßig ptotische Beschwerden, die mit Einsetzen der Rudersaison aufhörten. Auf die Behandlung der fast immer bestehenden Zonen konnte ich meist verzichten. Sie verschwinden im allgemeinen mit dem Übungserfolg von selbst.

Gastritis und Ulcus

Bei diesen Erkrankungen stehen die Zonen im Vordergrunde des klinischen Interesses. Nach Abklingen des akuten Stadiums sehen wir meist ein schmerzfreies Intervall von etwa 6–8 Wochen. Erst dann treten fast die gleichen Beschwerden auf, die während der akuten Erkrankung bestanden. Die Zonen, die in der tabellarischen Übersicht beschrieben sind, sind noch dahin zu ergänzen, daß ein ausgesprochener Zwerchfellring besteht, der bei der Atmung praktisch nicht bewegt wird.

Die Behandlung: Beginn mit Bauchatemübungen, bei denen die Vorwölbung des Epigastriums durch die leicht aufgelegte Hand erzwungen wird. Die betonte Einziehung dieser Gegend, um aus ihr heraus die entspannte Einatmung zu gewinnen, kann die Detonisierung dieser Partie wesentlich fördern. Die Wirbelsäule zeigt eine deutlich lordotische Einziehung von T 10 – L 1. Mit der Hockergymnastik wird deren Beweglichmachung geübt.

In der Zonenbehandlung bevorzugt man im allgemeinen wegen ihrer größeren Deutlichkeit die bindegewebigen Zonen im Rücken. Nach der üblichen Vorbereitung werden die Segmente T 9–5 bearbeitet. Man beginnt mit sanften, ziehenden Streichungen, dem unteren Rande der Zone in Höhe der 10. bis 11. Rippe folgend bis zur Wirbelsäule und allmählich höher gehend. Gegebenenfalls sind auch die Maximalpunkte zu bearbeiten. Gelegentlich überwiegen aber auch die muskulären Zonen mit ihren Maximalpunkten. Bei deren Bearbeitung vibriere ich vorwiegend den befallenen Interkostalraum und die feinen Stränge des Musculus obliquus abdominis externus sowie den äußeren Rand der beiden oberen Rektusabschnitte. Gelegentlich ist auch der Maximalpunkt, der vom 9. BWD ausgeht, auffallend ausgebildet. Dann kann seine Bearbeitung ein rasches Nachlassen der Beschwerden zur Folge haben.

Daß auch leichte Mannschaftsspiele bei Ulcuskranken oft den Ulcus in kurzer Zeit zum Verschwinden bringen, ist in den letzten Jahren mehrfach beschrieben worden. Diese Tatsache hat zur Betonung des neuropsychotischen Charakters des Ulcus Veranlassung gegeben, eine Anschauung, die sicher viel Bestechendes hat. Daß die von der Zone ausgehenden Reize für die Unterhaltung oder die Wiederentstehung des Ulcus eine große Rolle spielen, haben wir oft beobachten können. Wir verfügen über große Erfahrungen mit chronischen rezidivierenden Ulcera, die nach einer solchen Kur mit Beseitigung der Zonen rezidivfrei wurden. Die Behandlung bleibt ohne Erfolg, wenn stärkere Narbenbildungen vorhanden sind, die natürlich nur operativ zu behandeln sind.

Chronische Appendizitis

Nach der akuten Appendizitis bleiben, wie oft bei den anderen Erkrankungen, gelegentlich Zonen zurück, die den Verdacht auf chronische Appendizitis wachrufen. Die klinischen Zeichen, wie der Mac Burneysche Punkt, evtl. auch Motilitätsstörungen der Appendix, pflegen vorhanden zu sein, dagegen fehlen die Entzündungszeichen wie Temperatur, Leukozytose, erhöhte Senkung usw. Bei der Betastung der Bauchhöhle fällt die erhöhte Spannung des Musculus psoas im mittleren und unteren Abschnitt auf. Ist seine Empfindlichkeit größer als die des Mac Burneyschen Punktes und ist vor allem der Ansatz des Musculus psoas am Trochanter minor rechts schmerzhafter als links, so darf man beim Fehlen objektiver Entzündungszeichen an das Bestehen reflektorischer Störungen, von den Zonen ausgehend, denken. Unter 15 sorgfältig durchuntersuchten Fällen der Bierschen Klinik mit solchen Befunden wurde 13mal die Wiederkehr bis dahin häufiger Anfälle gestoppt, nachdem nur der Musculus psoas fein vibriert und sein Spannungsgrad wieder normalisiert war.

Das sind die Fälle, bei denen der Operationsbefund außer einer leichten Rötung der Appendix keine pathologischen Veränderungen zeigt. Der Operationserfolg pflegt allerdings auch in diesen Fällen gut zu sein.

Auch die sportliche Überanstrengung des Musculus psoas kann zu ähnlichen Bildern führen. Ich sah sie bei Tennisspielern, Speerwerfern und Ruderern. In diesen Fällen bringt die Operation nun allerdings keinen Erfolg. Das zeigt am besten folgende Krankengeschichte: Herta W., nach zwei von Chirurgen beobachteten heftigen Schmerzattacken in der rechten Unterbauchseite mit defence musculaire, Mac Burney, verfallenen Zügen, aber ohne Temperatursteigerung Appendektomie. Die Appendix zeigte keine entzündliche Veränderung. Nach 6 Wochen gleicher Anfall. Patientin windet sich in Schmerzen. Nunmehr Vibration des harten und gespannten Musculus psoas. Seitdem keine Anfälle mehr. Kontrolle über mehrere Jahre.

Urogenitalsystem

Bei der Niere interessieren im wesentlichen die funktionellen Störungen. Die Gesichtspunkte der Behandlung decken sich im wesentlichen mit denen der chronischen Gallenerkrankungen. Es sind also vor allem die Spasmen in den ableitenden Wegen, vielleicht auch im Nierengewebe selbst, die beeinflußt werden. So empfiehlt KIRCHBERG Vibration des Ureters und der Niere zur Beseitigung kleinerer Nierensteine. Er sagt, daß es dabei zwar zu gelegentlichen Koliken käme, diese aber von den Patienten in Kenntnis der Erfolge in Kauf genommen würden. Die alte Schule der Massage hat hiervon reichlicheren Gebrauch gemacht, als dies zur Zeit der Fall ist. So nimmt die Beschreibung dieser Therapie bei BUMM, ZABLUDOWSKY, GEYGER u. a. einen breiten Raum ein und wird als ausgesprochen erfolgreich beschrieben, während ich selbst auf diesem Gebiet kaum Erfahrungen sammeln konnte. Daß auch die Funktion der Niere bei Gefäßspasmen bzw. deren Beseitigung durch Vibrationen einen starken Antrieb erhalten kann, leuchtet ein. Die Niere ist ja besonders stark durchblutet und erhält selbst bei starker Drosselung der Durchblutung der inneren Organe normalerweise ihre volle Durchblutungsgröße. Jede Störung derselben muß also zu schweren Funktionsstörungen führen. Das zeigt die Wichtigkeit der Durchblutungsnormalisierung an.

Will man bei den funktionellen Störungen die Zonen behandeln, so empfiehlt sich die Bearbeitung der bindegewebigen, die deutlicher zu sein pflegen als die muskulären. Außerdem kann der obere Rand dieser Zone etwa bei T 10 oder 11 noch ein besonderes Interesse beanspruchen. Er läuft nämlich anders als im Déjérineschen Schema angegeben, und zwar einleuchtender, indem er, dem Verlauf der 11. Rippe folgend, bis einen Querfinger oberhalb des vorderen Darmbeinstachels getastet werden kann. Gleitet man am äußeren Rande der langen Rückenstrecker mit dem Finger abwärts, so wird dieser in Höhe des 11. BWD seitlich abgetrieben, während der Finger normalerweise an den langen Rückenstreckern entlang bis auf den Darmbeinkamm gleitet. Man fühlt bei Nierenerkrankungen, teilweise auch bei genitalen Erkrankungen an der bezeichneten Stelle eine Aufquellung der Unterhaut. Die untere Grenze entspricht etwa dem Lumbalsegment 3 und läßt sich teilweise ebenfalls von der Wirbelsäule bis in die Gegend des großen Rollhügels verfolgen. In langen, sanften Strichen kann man bei der Bearbeitung mit der Fingerbeere diesen Begrenzungen folgen. Wirkt die Zone als breites, gequollenes Band, so habe ich sie auch gerne vibriert, indem ich die beiden Hände mit den Kleinfingerseiten an die Zonengrenzen anlegte. Nach etwa ¼stündiger Vibration bricht dann der Widerstand dieser Zone, den sie den beiden aufeinanderzu vibrierenden Händen entgegensetzt, in sich zusammen. Die Zone ist kaum mehr zu fühlen.

Bei den älteren, vorhin genannten Beobachtern spielt auch eine besondere Rolle die Behandlung der in neuerer Zeit vom krankengymnastischen Standpunkt wenig beachteten

Prostata-Hypertrophie

Ich war erstaunt, wie rasch unter der Vibration die Hypertrophie bei einigen vom Urologen überwiesenen Erkrankten verschwand. Die Zahl der von mir behandelten Fälle ist zwar nicht groß, aber es war jedesmal innerhalb weniger Behandlung (2–4) die die Miktion behindernde Störung verschwunden und die Prostata nunmehr in normaler Größe und Konsistenz tastbar. Ich kann nicht annehmen, daß es in diesen Fällen bereits zur Adenombildung gekommen war, denn dieses wäre noch tastbar geblieben.

Demnach müssen ödematöse, interstitielle Schwellungen oder auch intravasale Stauungen eine die Erwartung überschreitende Rolle spielen. Sie werden den Boden für die Adenombildung bereiten. Daß diese Stauungen ebenfalls durch Spasmen oder tonische Veränderungen im Bindegewebe bedingt sind, muß ich auf Grund vieler praktischer Beobachtungen daraus schließen, daß es immer die Vibration ist, die den Erfolg bringt. Knetungen der Prostata z.B. verursachen lediglich Schmerzen, aber keine Abnahme der tastbaren Vergrößerung des Organs. Durch rechtzeitige Vibrationsbehandlung der lang andauernden, mit Spasmen verbundenen Hypertrophie ist wahrscheinlich auch die Adenombildung zu verhindern.

Die Technik der Vibration der Prostata: In Rückenlage des Patienten mit angezogenen Beinen wird vom After her die Prostata etwa 10 Minuten sanft vibriert. Stärkerer Druck ist zu vermeiden. Der Behandler sitzt auf dem Untersuchungsbett neben dem rechten Fuß des Patienten.

Bewegungstherapie nach Thorax-Operationen

1. Rippenresektion nach Pleuraempyem: Der Sinn der Behandlung ist die Verhinderung zu starker Pleuraverschwartung.

Solange eine schmerzverursachende Erkrankung der Pleura besteht, wird die betreffende Lungenseite reflektorisch mehr oder weniger stillgestellt, deren Minderatmung pneumographisch durch Hofbauer und Dittrich dargestellt werden konnte. Die Stillstellung erfolgt durch reflektorische Kontraktur der interkostalen Ausatmungsmuskulatur. Bei der langen Krankheitszeit kommt es wie üblich zur Myogelosenbildung. Die Notwendigkeit der Schulung der interkostalen Muskulatur kann

Veranlassung dazu geben, mit Atemübungen bereits bei offener Kommunikation der Pleurahöhle mit der Außenluft zu beginnen. Hier ergeben sich allerdings mehrfache Bedenken:

1. Durch den Bewegungsreiz kann die Pleuraeiterung verstärkt werden. Geschieht das, so muß auf die Schulung der Atemmuskulatur verzichtet werden.

2. Die vertiefte Atmung bedeutet für die gesunde Seite eine sehr große Belastung. Sie hat ja nicht nur die Arbeit der kollabierten Lunge mit zu erfüllen, sondern leistet eine Mehrarbeit dadurch, daß über den Bronchialbaum ein Teil ihres Luftwechsels aus der kollabierten Lunge geschieht. Von hier empfängt sie aber eine CO_2-reiche Luft und muß das Defizit an Sauerstoff durch Atemvertiefung normalerweise ausgleichen. Daher befindet sie sich bereits in einer leichten Emphysemstellung, die durch jede Atemvertiefung verstärkt wird. Das kann Anlaß sein, Übungen der Interkostalmuskulatur mehr um den Bereich der vertieften Ausatmung vorzunehmen, nicht aber im Bereich der vertieften Einatmungshaltung.

Wenn nicht zwingende Gründe für die Schulung der Atemmuskulatur bestehen, ist es besser, mit diesen Übungen erst nach Schluß der Schnittwunde zu beginnen, d.h. nachdem die Lunge sich wieder der Thoraxwand nähert. Da man erwarten kann, daß sie sich im allgemeinen erst nach Abklingen der bakteriellen Eiterung schließen wird, kann jetzt auch gefahrlos mit der Beatmung begonnen werden. Es muß mit Eifer darauf geachtet werden, daß der Zeitpunkt des Übungsbeginnes nicht zu spät gewählt wird. Die Übungen müssen täglich mehrmals für kurze Zeit ausgeführt werden. Damit ist zu erwarten, daß der Resorptionsreiz deutlich genug ist, um eine zu starke Schwartenbildung zu verhindern. Diese überhaupt zu verhindern, wird kaum möglich sein.

Die Technik der Übung ist folgende: Während der ersten beiden Übungstage werden beim liegenden Patienten 1mal am Tage einige vertiefte Atemzüge (etwa 3×3 mit kurzen Unterbrechungen) in Seitbeuge nach der kranken Seite hin ausgeführt, während die gleichseitige Hand des Kranken die Rippen leicht eindrückt. Der Arm der gesunden Seite wird entweder seitlich abgespreizt oder über den Kopf gehalten. Die gesunde Seite wird also stärker beatmet, die kranke kann nicht ganz ausgeschaltet werden und bekommt somit einen leichten Übungsreiz. Die Kontrolle geschieht durch Temperaturmessung oder auch Bestimmung der Senkungsgeschwindigkeit. Erwartet wird eine nach etwa 3–6 Stunden einsetzende und ebenso lange anhaltende reaktive Temperatursteigerung um etwa 1°. Klingt die Reaktion nicht innerhalb eines halben Tages ab, so muß mit dem Wiederbeginn der Übungen 2–3 Tage gewartet und nun die Tiefe der Atmung bzw. die Zeitdauer herabgesetzt werden. Sind die Reaktionen sehr deutlich, so lasse ich mehrere Tage hintereinander die gleichen Übungen durchführen. Meist klingt die reaktive Reizerscheinung nach 3 Tagen deutlich ab. Wir steigern die Anzahl der Übungen und lassen sie mehrmals am Tage ausführen. Wird auch dies vertragen, so folgen vertiefte Atmungen mit beiden Seiten gleichzeitig, also in normaler Rückenlage, und erst dann die Übung mit Bevorzugung der kranken Seite, wie oben beschrieben. Diese, „seine" Übung, lernt der Kranke und führt sie in jeder Stunde so aus, daß drei tiefe Atemzüge hintereinander erfolgen, dann mindestens drei normale zum Ausruhen. Dieser Wechsel wird 3mal hintereinander wiederholt und soll so eingeschliffen sein, daß der Kranke sie unaufgefordert regelmäßig ausführt. Nach Aufsteherlaubnis werden die gleichen Übungen im Sitzen und später im Stehen durchgeführt. Hierbei kann die Seitbeugung schwunghaft mit Führung des Armes über den Kopf erfolgen. Solche freieren gymnastischen Formen sollen immer nach beiden Seiten hin ausgeführt werden. Die verstärkte Daueratmung der kranken Seite durch Heftpflasterfixierung der gesunden Seite ist daneben für längere Zeit zu empfehlen.

Auf eine entstehende Skoliose ist Rücksicht zu nehmen (siehe bei Thorakoplastik, S. 61).

Bei der Pleuritis exsudative sind die Gesichtspunkte der Therapie die gleichen. Bei sicherer Tbc-Grundlage haben wir aus Gründen der Vorsicht nicht vor Ablauf von 6–8 Wochen mit der Übungsbehandlung begonnen. Doch scheint mir fraglich, ob diese Vorsicht wirklich notwendig ist. In der älteren Literatur, vor allem älteren Lehrbüchern der inneren Medizin, gilt die Pleuritis exsudativa fast als die einzige Indikation für die Atemgymnastik. Einschränkungen zeitlicher Art sind nicht gemacht. Wir haben im allgemeinen 8 Tage nach Abklingen der Temperatur begonnen, ohne Rücksicht auf einen bestimmten Zeitpunkt nach Beginn der Erkrankung. Wenn die Internisten heute praktisch nur die Tbc als Ursache anerkennen, die Erfolge unseres Vorgehens zu Bedenken aber keinen Anlaß gaben, so muß man daraus schließen, daß besondere Gefahren eines pleuritischen Aufflackerns durch die bei Rippenresektion skizzierte Atemgymnastik nicht zu befürchten sind. Die protrahierten, sicher tuberkulösen Pleuritiden fiebern in jedem Fall 6–8 Wochen.

Thorakoplastik

Die starke Einengung der operierten Lungenseite, die ja den Rauminhalt auf die Hälfte und weniger vermindert, bedingt in erster Linie Störungen für den Kreislauf durch die Verziehung des Mediastinums, ferner muß die Atmung der betreffenden Seite auf das Zwerchfell eingestellt werden, dessen Funktion im allgemeinen erhalten bleibt. Auffallend groß sind die Störungen durch die Skoliose einerseits und die Schulterblattfixierung andererseits. Die Beschwerden von seiten des Schultergürtels, verbunden mit einer Schiefhalshaltung, pflegen für den Patienten am unangenehmsten zu sein. Damit zeichnet sich eine vielseitige Übungsbehandlung ab.

Bei der Thorakoplastik besteht meist zeitlich die Möglichkeit vor der Operation, das Muskelgefühl im Rumpf durch die Atemgymnastik zu üben. Man wird hierzu im allgemeinen 8–14 Tage brauchen, da ja allein durch die Krankheit weitgehende Fehlspannungen im Brustkorbbereich vorhanden sind. Der Patient soll sowohl die schlüsselbeinwärts gerichtete – wie die Flanken-, die Bauch- und die Rückenatmung erlernen; ferner auch die vorwiegend einseitige Atmung. Jutta Grüter macht mit Recht darauf aufmerksam, daß es zweckmäßig sei, auch vorher die Schulterblattbeweglichkeit zu üben, da diese durch die teilweise Durchtrennung des Musculus rhomboides und der unteren Fasern des Musculus trapezius und Musculus latissimus behindert sei.

Wichtig ist in den ersten Tagen nach der Operation die Sorge für den Kreislauf. Bei der Amputation war bereits ein Übungsprogramm geschildert (S. 31), das in ähnlicher Weise hier durchgeführt werden kann. Im Vordergrunde stehen im ruhigen Tempo durchgeführte Bauchatemübungen. Die mit leichtem Druck auf dem Epigastrium liegende Hand des Behandlers bewirkt die Beruhigung des Patienten und regelt den Atemrhythmus. Leichte Bürstungen der Haut kapillarisieren und entlasten die linke Herzhälfte.

Auch zur Sekretabhustung ist die Atmung wichtig. Da wegen der Schmerzen die vertiefte Atmung meist unterdrückt wird, übt der Behandler einen leichten Druck gegen den Thorax unterhalb der Operationswunde aus. Diese Fixierung erleichtert das vertiefte Einatmen.

Auf die Lagerung des Patienten ist besondere Sorgfalt zu verwenden. Schieflagerung des Rumpfes und des Kopfes muß vermieden werden. Bereits vor der Thorakoplastik sollte die Bauchmuskulatur tonisch in guten Zustand gebracht sein. Da dem Spiel von Zwerchfell und Bauchdecke nach Stillstellung einer Lungenseite erhöhte Bedeutung zukommt, sollte die Bauchatmung besonders durchgeführt werden. Auch nach der Operation bleibt die Übung der Bauchdecken ein wesentlicher Teil des Programmes. Mit der Beweglichmachung des Schulterblattes darf nicht zu lange gewartet werden. Bereits in den ersten Tagen nach der Operation werden in Rücken- oder Seitenlage des Patienten Schulterübungen durch Seitheben des Armes um etwa 60° ausgeführt. Die Bewegungsgröße ist zunächst sehr gering, das Zeitmaß sehr langsam. Erst wenn der Patient die Bewegung freigibt, kann beides gesteigert werden. Sowie der Patient sitzen kann, wird das ganze Programm der Schulterschüttelungen (siehe Technik, S. 89) durchgeübt und durch Widerstandsübungen ergänzt. Wurde nicht rechtzeitig begonnen, und sind stärkere Narbenzüge vorhanden, so ist die Erreichung der freien Beweglichkeit sehr erschwert.

Das Skalenussyndrom ist fast immer sehr ausgesprochen. Auch der Musculus levator scapulae wird als harter Strang gefühlt. Beide Gruppen bedürfen nicht nur der Bewegungsbehandlung, sondern auch der Massage, die als Vibration frühzeitig einsetzt. Sie folgt der ganzen Länge der Musculi scaleni. Die Ansätze an den Rippen sind besonders sorgfältig zu vibrieren. Die Beseitigung der Skalenushärten ist auch der beste Schutz gegen die sonst vielfach störenden Plexus- und Armneuralgien. Die Interkostalräume verschwarten rasch. Ihre Zirkelung wird von Zeit zu Zeit notwendig, um einer stärkeren Myogelosenbildung vorzubeugen.

Der Skoliose und dem Schiefhals begegnen wir durch ausgleichende Übungen. Da die Skoliose durch die Verringerung des Rauminhaltes zustande kommt, kann sie nicht voll ausgeglichen werden. Es könnten überhaupt Bedenken entstehen, ob Umbiegungen, die ja letzten Endes immer mit einer Raumerweiterung verbunden sind, nicht dem Sinn der Operation widersprechen würden. Die praktische Erfahrung lehrt, daß der Einfluß auf das Atemvolumen der kranken Seite gering ist. Ein Wiederaufflackern des Tbc-Prozesses durch diese Skoliosenübungen ist mir nicht bekannt geworden. Zunächst werden alle Übungen nur unter Kontrolle der Hand des Gymnasten als leichte Redressionen ausgeführt. Mit fortschreitender Besserung üben wir:

1. Die alte Schultheßsche Wolm- und Gegenzugmethode. Entweder der Kranke beugt sich mit der gesunden Seite über ein entsprechendes Polster und biegt die konvexe Seite reponierend um (passive Redression), oder ein Gurt mit Gegenzug wird um die kranke Seite gelegt, so daß hierbei durch Vorschieben der kranken Seite eine Reposition erfolgt. Diese Methodik wurde von Fritz Lange besonders ausgebaut.

2. Das Klappsche Kriechen. Im Vierfüßlergang wird unter Kontrolle durch den Gymnasten die Umbiegung der Wirbelsäule erreicht. Es kommt im wesentlichen das horizontale, asymmetrische Kriechen in Frage.

3. Die Methode nach Niederhöffer. Niederhöffer setzt vorwiegend die sog. Seitenzüge ein; darunter werden die kurzen Schrägzüge des Erector trunci und vor allem die langen Querzüge, die Musculus latissimus dorsi, Musculus trapezius und Musculus rhomboides bilden, verstanden. Vor allem die am Arm ansetzenden Muskeln können bei Fixierung des Armes in Seitlage die Wirbelsäule zum Arme ziehen.

Niederhöffer kommt es vor allem darauf an, die konkave Seite für die Übung einzusetzen, während nach ihrer Meinung die anderen orthopädischen Systeme durch Kontraktion der Längsmuskeln an der konvexen Seite die Abflachung der Konkavität erstreben. Der besondere übungsmäßige Einsatz der konkaven Seite – die ja übrigens auch bei Schulthess und Lange bei den Gurtzügen erfolgt – hat sich in der Praxis gut bewährt. Meines Erachtens sind wesentlich die interkostalen Muskeln dabei eingesetzt, deshalb scheinen mir diese Übungen auch hier am Platz. Der Vorteil dieser Übungen liegt darin, daß die Hand des Behandlers die Bewegung am Rumpf ständig kontrolliert und anregt. Die kompensatorische Leistung der gesunden Seite bedingt fast ausnahmslos ein Emphysem dieser Seite, dessen Reizhustenerzeugung unangenehm ist. Der Thorakoplastiker soll deshalb in regelmäßigen Abständen sog. „Abblasübungen" machen. Diese bestehen in sakkadierendem längerem Ausatmen oder auch in summendem oder auf einen Vokal getätigtem Ausatmen. Wie oft solche Übungen nötig sind, hängt von der Schwere des Emphysems ab. Es genügt, wenn im allgemeinen alle Vierteljahre 3–5 Tage lang hintereinander solche Übungen durchgeführt werden. Näheres siehe Technik, S. 87.

Allgemeiner Stoffwechsel

Die Tbc als solche kann die Stoffwechselung zur Desensibilisierung fordern. Die genannten Übungen zur Hebung der statischen Veränderungen werden im allgemeinen hierzu genügen. Sonst empfiehlt es sich, die auf S. 84 der Technik unter Stoffwechselübungen genannten durchzuführen, nur unterbleibt die Beschleunigung zum raschen Tempo. Das Wesentliche wäre also die Durchübung der einzelnen Gliedmaßenabschnitte nacheinander. Auch kleine Spaziergänge in mäßigem Tempo, etwa 2mal 20 Minuten bis zu einer ½ Stunde am Tage können dieses Programm erweitern.

Gefäßerkrankungen

Den Chirurgen interessieren die chronische Thrombophlebitis und die Angiospasmen.

Die chronische Thrombophlebitis

Seit zuerst A. Müller (München-Gladbach) und dann Becker (Basel, jetzt Chur) darauf aufmerksam gemacht haben, daß ihre Behandlung durch Vibrationsmassage erfolgreich sei, haben wir uns eingehender damit beschäftigt. Eine Verbindung von Vibrationsmassage und Gefäßturnen, bei dem die Umlagerung und der Wechsel von Muskelmantelspannung und -entspannung das Wesentliche ist, bringt in der Tat in vielen Fällen eine die Erwartungen übertreffende Besserung. Bei den mit elephantiastischen Schwellungen verbundenen Erkrankungen sieht man unter der Behandlung eine Umfangsabnahme von 1–2½ cm. Ja, in einigen Fällen sah ich alle klinischen Erscheinungen so völlig verschwinden, daß von einer Restitutio ad integrum gesprochen werden kann. Eine Patientin, Frau O., 60 Jahre, äußerte nach ¼jähriger häuslicher Durchführung der Gefäßgymnastik: „Ich habe meine Jungmädchenbeine wieder!". Man muß sich fragen, wie eine solche Verbesserung, die ja die Resorption der Thromben voraussetzt, zustande kommen kann.

Wenn bei der Vibration der Wade, die 15 bis höchstens 20 Minuten lang ausgeführt wird, eine meßbare Umfangsabnahme bis zu 2½ cm eintritt, so ist das nur durch Entstauung möglich. Die Wirkung der Vibration ist ganz allgemein eine detonisierende, und zwar wird sowohl der Tonus des Muskels als auch der des interstitiellen Bindegewebes herabgesetzt. Auch in diesem Falle müssen wir die Detonisierung des Gewebes als das ursächliche Moment ansehen. Die vorher bestehende Tonuserhöhung also muß mechanisch durch Kompression der Venen den Abfluß behindert haben. Dieser kann in Gang kommen in dem Augenblick, in dem das Gewebe seine Starre aufgibt. Hinzu kommt die Wirkung der Muskelmantelspannung mit der folgenden Entspannung.

VON BAYER hat diese Übung als Konstriktionsübung beschrieben und nachgewiesen, daß nach der kraftvollen Konstriktion des Muskelmantels ein starker Hyperämieschuß einsetzt. Die kapillare, verstärkte Durchblutung muß aber auch den venösen Abfluß im Gefolge haben, da mit der Dilatation der arteriellen kleinen Gefäße auch die der kleinen Venen reflektorisch verbunden ist. Durch die fortgesetzte Behandlung wird die das Leiden begünstigende Toxämie sicherlich weitgehend beseitigt und damit die Grundlage für einen normalen Gefäßtonus geschaffen. Daß damit auch eine so häufig eintretende Resorption der Thromben verbunden sein würde, hatte ich nicht zu hoffen gewagt. Das ist um so erstaunlicher, als die chronische Thrombophlebitis viel häufiger ein Leiden des höheren Alters ist, in dem im allgemeinen die Regenerationskräfte nicht mehr hoch eingeschätzt werden. Fast niemals fehlt als Erfolg die wesentlich verbesserte Gehleistung. Die Patienten, die vielfach kaum mehr das Haus verließen oder nur kürzeste Wege machten, gehen wieder weite Wege spazieren. Die bleibenden Umfangsabnahmen pflegen ebenso häufig 1–1 ½ cm zu betragen. Die livide Verfärbung bessert sich. Die Haut verliert ihren prallen Glanz und wird wieder duff. „Frau Prof. D., 80 Jahre, Thrombophlebitis des linken Beines. Umfang am

16. 6. Wade an dickster Stelle 44 cm, Knöchel 31 cm

17. 7. Wade an dickster Stelle 40 cm, Knöchel 29 cm.

Patientin, die anfänglich mühsam am Stock die Sprechstunde aufsuchte, macht Spaziergänge von 3–4 km mit etwa 100 m Höhendifferenz. Es bestehen noch zahlreiche thrombotische Gefäße. Der zuerst tief livide Unterschenkel ist in gleicher Ausdehnung jetzt rot gefärbt. In der Kniekehle eine tiefe bindegewebige eingezogene Stelle, die als wesentliches Abflußhindernis aufgefaßt wird, ist etwas weicher geworden, besteht aber noch deutlich.“ Mit Verbesserungen der eben beschriebenen Art sind die meisten Patienten recht zufrieden. Völlige Versager habe ich fast nie erlebt. Die Restitutio ad integrum oder an diese erinnernde Verbesserungen finden sich in 10–15%.

Technisch gehe ich folgendermaßen vor: Bei den ersten Malen wird in Rückenlage des Patienten mit leicht angestellten Beinen die Wade mit der flachen Hand etwa 15 Minuten fein vibriert. Die Zeit kann 1- oder 2mal durch Spannungsübungen unterbrochen werden, vor allem von Behandlern, denen diese lange Vibration Mühe macht. Ich selbst unterbreche im allgemeinen diese Vibrationen nicht, sondern schließe an diese Behandlung ein Gefäßturnen an, das auf die einfachste Formel gebracht ist und den Patienten als häusliche Übung aufgegeben wird. Das Schema dieser Übung hat folgende Phasen:

1. ½ Minute Hochhalten des Beines mit Spiel der Zehen (der Patient unterstützt mit beiden Händen den Oberschenkel in der Hochheblage.
2. ¼ Minute Tieflagern des Beines mit großem Fußkreisen.
3. Wie Phase 1.
4. Wie Phase 2.
5. Kräftige Spannung des gesamten Muskelmantels in horizontaler Lage für etwa 3 Sekunden mit folgender Entspannung und Tiefatmung; 3mal hintereinander. Diese Übung mit allen 5 Phasen wird 2mal hintereinander morgens, mittags und abends ausgeführt. Die genannten Erfolge sind frühestens in 6 Wochen, meist in ½ Jahr zu erreichen. Dann soll eine längere Übungspause als Reizpause eingefügt und das gleiche Programm des Gefäßturnens später alle ½ Jahre durch etwa 4–6 Wochen durchgeführt werden.

Die Massagebehandlung ist bei diesen weiteren Übungen nicht unbedingt erforderlich. Nur wenn die ärztliche Kontrolle zur Erinnerung des Patienten nicht zu entbehren ist, empfiehlt sie sich. Man versuche aber mit 3, höchstens 6 Behandlungen auszukommen.

Jede Gefäßerkrankung am Bein hat reflektorische Zonen im Gefolge. Darüber wird bei den angiospastischen Erkrankungen eingehender berichtet. Soweit solche Zonen im Kreuz tastbar sind (was meist der Fall ist), sollen sie mit der Bindegewebstechnik bearbeitet werden (siehe S. 69). Diese Bindegewebsbehandlung wird der beschriebenen Vibrationsbehandlung vorangestellt und solange durchgeführt, bis die Zonen im wesentlichen nicht mehr zu fühlen sind. Es muß mit etwa 20 solchen Behandlungen gerechnet werden; das wären bei 3mal wöchentlichen Behandlungen etwa 7 Wochen.

Angiospasmen

Bei allen Gefäßerkrankungen dieser Gruppe ist immer nur die spastische Komponente der krankengymnastischen Behandlung zugänglich. Jedenfalls muß das aus der Art der Therapie, die immer von entspannendem Charakter ist, geschlossen werden. Man darf daher annehmen, daß sowohl bei den arteriosklerotischen wie bei den diabetischen Gefäßerkrankungen wie auch beim Buerger-Winiwarter die Ausbildung der Gefäßspasmen das auslösende Moment für die großen auftretenden Schmerzen ist. Gelingt es, die Gefäßspasmen zu lösen, so pflegen die Behandlungserfolge gut zu sein. Selbst in Fällen mit deutlicher Demarkation kann der Rückgang aller angiospastischen Erscheinungen erreicht werden. Beim Buerger-Winiwarter ist es Voraussetzung, daß überhaupt noch benutzbare Anastomosen bestehen. Wenn durch Thrombosierung der großen Gefäße überhaupt keine durchgängigen Arterien mehr vorhanden sind, muß es zur Gangräne kommen. Da hilft selbst die Sympathikusausschaltung nicht mehr, sondern die Amputation wird unvermeidbar. Solange aber die Thromben großer Gefäße zu reflektorischen Spasmen auch in den noch durchgängigen Gefäßen führen, muß dieser Spasmus beseitigt werden. Man darf nicht glauben, daß hierzu immer die Exstirpation der Grenzstrangganglien notwendig ist. Sie ist eine verstümmelnde Operation und sollte vermieden werden, soweit es zu verantworten ist, denn der Sympathikus hat in seinen unteren Ganglien auch noch andere Aufgaben als die Gefäßversorgung des Beines. So wurde über Störungen in der Genitalsphäre nach Sympathikusexstirpation berichtet.

Wir halten in einer sehr großen Anzahl von Fällen die Bindegewebsmassage der lumbalen und sakralen Zonen für die geeignete Methode, mit der die Lösung der Spasmen auch in Fällen erreicht wird, in denen man es kaum mehr für möglich gehalten hätte. Auffallend ist immer wieder die Steigerung der Temperatur im Fuß, wenn die Zonen im Kreuz behandelt werden. Ich selbst konnte Temperatursteigerungen von mehr als 1,2° beobachten, die unter der Behandlung eintraten, und im Kälteversuch kommt es nach einer Behandlungskur zu reaktiven Temperatursteigerungen von 2° (Krankengymnastik I 1950).

Voelker und Roskowsky fanden die reaktive Hyperämie von allen untersuchten therapeutischen Methoden (Novocainblockade des Grenzstranges, Heißluft, Drosselung) bei der Bindegewebstechnik am stärksten. Sie konnten sie sogar nach Sympathikusexstirpation nachweisen und schließen daraus, daß die Bindegewebsmassage über andere Wege (evtl. humorale) wirke als über den Sympathikus. Jedenfalls beweisen sie, daß noch andere Faktoren mitwirken müssen als der Leitungsweg über die Grenzstrangganglien. Das ist von erheblichem theoretischem Interesse und beweist, daß innerhalb eines Segmentes ein Kontakt der verschiedenen Gewebe bestehen muß, der zur Zeit nicht erklärt werden kann, aber immerhin den Gedanken nahe legt, daß das nervöse Endsynzytium evtl. ähnliche Aufgaben erfüllt, wie sie bei inneren Organen bekannt sind (Auerbach-Plexus).

Wenn es natürlich auch bei dieser Therapie Versager gibt, selbst wenn nicht an die mechanische Unterbrechung der Gefäße durch Thromben gedacht wird, so muß ich doch aus der praktischen Erfahrung heraus die Bindegewebsmassage der Beinzonen auf das wärmste empfehlen. Neben diese tritt die gefäßerziehende Methode des Gefäßturnens, des Drosselns, der Wechselbäder, der von Harff empfohlenen Kohlensäurebäder und die Spannungsübungen mit der folgenden betonten Entspannung.

Die Zonen im Kreuz sind sehr charakteristisch. Beim sitzenden Patienten springt eine scharf eingezogene Schnürfurche ins Auge, die von der Gesäßfalte zum dorsalen Rand des großen Trochanter oder auch direkt unterhalb des Beckenkammes verläuft, also den Ausläufern der Fascia lumbo-dorsalis zugehört. Haut und Unterhaut dieser Gegend fühlen sich induriert an, ähnlich ist es mit der Haut über und am Rande der Schenkelbinde, mit der Gegend um das Steißbein; ebenso finden sich solche indurierten Bereiche an Ober- und Unterschenkel, z.B. um den Ansatz des Musculus tensor fasciae latae. Hier über der Schenkelbinde und über den erst beschriebenen Zonen hat man das Gefühl des Verbackenseins mit der Unterlage. Die Behandlung beginnt mit der Bindegewebsbearbeitung der Zonen im Kreuz und Gesäß. Die Strichführung am Bein, die bei den meisten anderen Erkrankungen gleichwertig zentrifugal oder zentripetal gelegt wird, darf hier nur zentripetal gelegt werden. Jede zentrifugale Massage verstärkt das Druckgefühl in der Peripherie. Die tiefen, delligen Einziehungen und Verbackungen, deren Beseitigung die Voraussetzung für die Besserung des Leidens ist, lösen sich niemals in einer oder nur wenigen Behandlungen.

Es werden durchschnittlich 20–30 Behandlungen gebraucht, bis der gewünschte Erfolg erreicht ist. In den ersten Behandlungen wird nicht das sonst übliche „Schneiden" vom Patienten empfunden, sondern nur ein dumpfes Ziehen, während das charakteristische Fingerbeerengefühl beim Behandler bis zu schmerzhaften Sensationen von Anfang an vorhanden ist. Dr. Gertrud Werth macht darauf aufmerksam, daß bei Angiospasmen eines Beines in der Höhe von D 11 bis L 1 auf der Gegenseite eine charakteristische Zone sich befände, von der aus bei starkem Druck Schmerzen im kranken Bein auslösbar seien, während ihre sanfte vibrierende Behandlung die übrige Behandlung unterstütze. Dieser Gegenpunkt liegt also höher als der contra-laterale bei der Ischias.

Die übrigen Maßnahmen fügen sich der Bindegewebsbehandlung an. Drosseln und Umlagerungsübungen werden bei schweren Störungen gelegentlich anfänglich nicht vertragen. Sie verstärken den Schmerz. Die Spannungsübung kann dagegen fast immer von Anfang an versucht werden. Die Umlagerungen werden in diesen Fällen erst allmählich bis zur vollen Höhe des Hebens und Senkens geübt (Technik, siehe Thrombophlebitis). Das Kohlensäurebad wird nach Harff nicht vertragen, solange die Haut marmoriert und weiß oder blau und kühl ist. Die blaue, warme Haut dagegen verträgt das Bad. Für Bad und Umlagerungen, evtl. auch für die Spannungsübungen gilt die Regel, daß bei Unverträglichkeit zunächst die gesunde Extremität behandelt und die konsensuelle Hyperämie ausgenutzt wird. Das Drosseln – als stärkste der Einwirkungen – setzt die Verträglichkeit der anderen Maßnahmen voraus. Begonnen wird 1- oder 2mal 2 Minuten lang, das 2. Mal nach Abklingen einer reaktiven Hyperämie. Gesteigert haben wir bis 2mal 3, evtl. sogar 2mal 3 und 1mal 4 Minuten mit entsprechenden Pausen.

Technik

Das technische Kapitel ist nicht als lehrbuchmäßige Fassung der krankengymnastischen Technik gedacht; das ist Aufgabe der Lehrbücher. Der Chirurg, der sich an Hand der bei den Krankheitsbildern gegebenen Anregungen über das unterrichten will, was er bei seinen Patienten ausführen zu lassen gedenkt, erwartet Anregungen mit einer technischen Anweisung, die ihm ermöglicht, seine angestellte Krankengymnastin in ihrer Arbeit zu verstehen oder evtl. auch selbst diese Arbeit zu übernehmen. In diesem Sinne wollen die technischen Ausführungen verstanden sein.

Massage

Die alte schwedische Schule teilt ein in Streichen, Kneten, Reiben und Zirkeln, Klopfen und Hacken sowie Vibrationen. An dieser Einteilung wird mit gewissen Abweichungen festgehalten.

1. Die Streichung

Die Hand legt sich weich und mit möglichst viel Fläche an. Im wesentlichen arbeiten Tenar und Antitenar und nicht so sehr die Gabel zwischen Daumen und Zeigefinger. Hindernisse, wie z. B. die Kniescheibe, werden durch sanftes Anheben der Gabel „genommen". Die Bewegung ist der eines Flachbootes auf den Wellen vergleichbar. Die Bewegung soll langsam ausgeführt werden, so daß für das Ausstreichen einer Extremität etwa 2–4 Sekunden gebraucht werden. Die allgemeine Schule lehrt die zentripetale Richtung dieser Striche. Der hauptsächliche Grund hierfür ist die manuelle Expression der oberflächlichen Venen; Indikationsgebiet also Stauungen im venösen Anteil der Extremitäten. Ich selbst habe aber auch vielfach mit etwas rascheren Strichen zentrifugal gearbeitet, nachdem ich gesehen habe, welch ausgezeichnete Wirkung das Ausstreichen bei Pferdebeinen mit geschwollenen Fesseln hatte. Hier kann das Ausstreichen mit dem feuchtwarmen Scheuertuch ja auch nur in Richtung der Behaarung gehen. Diese Streichung bewirkt einen re-

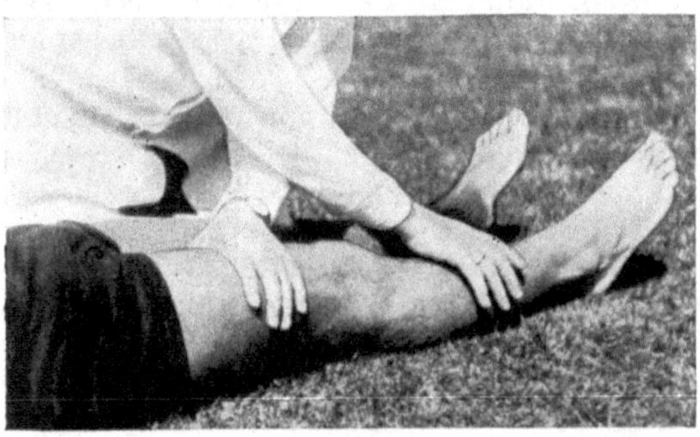

Abb. 2. Streichung (Hand über Hand)

aktiven Reiztonus in der Venenwand, der dem Druck der Arterienwelle auf die Venen vergleichbar ist. Bei Venenstauung atonischer Natur bevorzuge ich diese Streichung.

Streichungen können auch rasch (in beiden Richtungen) ausgeführt werden. Dann ist das Ziel der Behandlung nicht die depletorische Wirkung, sondern eine Reizung der Hautoberfläche mit Kapillarisierung.

Als Streichung bezeichnet HOFFA ferner die Griffe, bei denen ein ganzes Muskelpaket unter relativ kräftigem Druck durch die Finger gleitet. Die Wirkung dieses Griffes ist aber mehr die einer Knetung (siehe dort).

2. Die Knetung

Wir selbst bevorzugen die sog. 2-Hand-Knetung ZABLUDOWSKIS. Der Muskel wird zunächst mit beiden Händen von seiner Unterlage abgehoben, so daß die beiden Daumen nebeneinander auf der einen, die jeweils 4 Finger auf der anderen Längsseite des Muskels anliegen. Bei kleineren Muskeln oder Raumbeengung können dem Daumen auch nur je 1,2 oder 3 Finger gegenüberstehen. Nun wird durch Arbeiten des Daumens gegen die Finger der anderen Hand der Muskel in eine S-Form gedrängt und in der folgenden Gegenbewegung in deren Spiegelbild. Damit werden die Fasern des Muskels mechanisch leicht gegeneinander verschoben. Somit kommt es auch zu einer Verschiebung der Lymphflüssigkeit in den interstitiellen Räumen. Da jeder derartige Druck auch eine Hyperämie erzeugt, bedeutet das einen starken Anreiz zum Stoffwechsel und mechanischen Aufsaugung in die Lymph- und natürlich auch Blutgefäße.

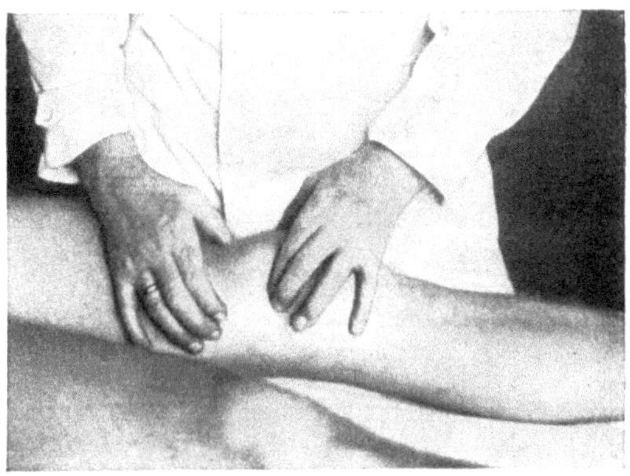

Abb. 3. Zweihand-Knetung

Die Hoffasche Knetung, die, wie bereits gesagt, von ihm als Streichung bezeichnet ist, wird so ausgeführt, daß Daumen und Zeigefinger der gleichen Hand sich an die beiden Längsseiten des Muskels legen und die Hand nun kontinuierlich zentripetalwärts vorgeschoben wird. Hierbei muß der Muskel ausgepreßt werden, vor allem, wenn der Daumen etwas zurück (oder vor-) gestellt ist und somit der Muskel wellenartige S-förmige Bewegungen macht. Der Name „Streichung" für diesen Griff ist m. E. unglücklich gewählt. Er hat immer wieder zu Verwechselungen der eigentlichen physiologischen Wirkung geführt.

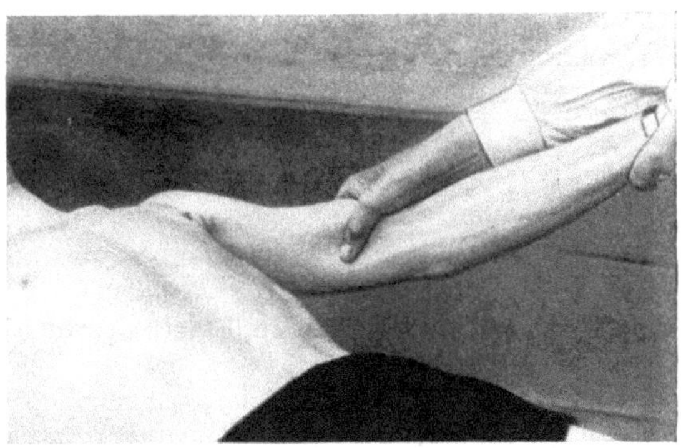

Abb. 4. Knetende Streichung (HOFFA)

Schweden und Finnen kneten im allgemeinen einhändig, indem sie eine gegenläufige, kleine kreisförmige Bewegung der Daumenkuppe gegen ein oder mehrere

Fingerkuppen ausführen oder indem der Tenar gegen den Antitenar kreisförmig knetend bewegt wird, – eine schwierige Technik, die der finnische Massagearzt TASKINEN meisterlich ausführte.

3. Die Zirkelung

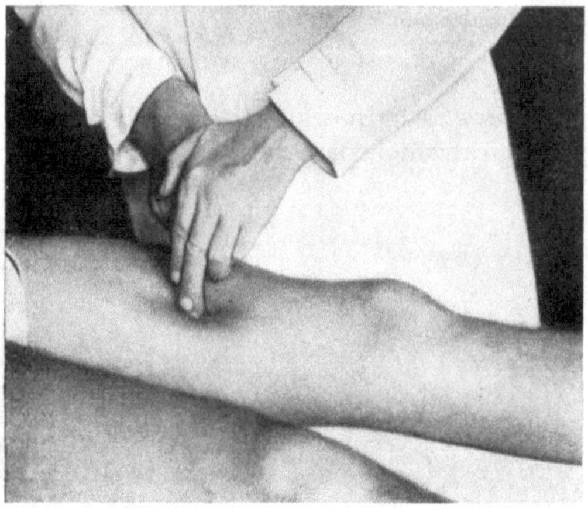

Abb. 5. Zirkelknetung

Eine Sonderform der Knetung stellt die Zirkelung insofern dar, als der punktförmig in die Tiefe dringende Finger eine besonders gezielte Wirkung ausüben kann. Enge Räume, wie die Interkostal- und Interossealräume, sind nur durch sie zu erreichen. Die alte Kirchbergsche Forderung aber muß erfüllt sein, daß die Fingerkuppe punktförmig arbeitet, nicht aber eine Kreiselung ausführt. Der Finger selbst beschreibt über seiner Kuppe den Mantel eines auf der Spitze stehenden Kegels. Die Zirkelung kann auch mit dem Knöchel oder gar mit der Spitze des Ellbogens ausgeführt werden. MAX LANGE hat diesen Griff besonders für die Gelotripsie der Myogelosen verwandt.

4. Das Klopfen und Hacken

gelten als ausgesprochene tonuserhöhende Reizgriffe. Sie können bei allen Zuständen der Gewebserschlaffung angewandt werden. Ihre Stärke muß der Konstitution des Gewebes bzw. des Behandelten angepaßt sein. Sie werden gelegentlich zwischengeschaltet, ohne eine größere zeitliche Bedeutung in der Massage zu beanspruchen. Sie werden als Zwischengriffe vom Patienten meist sehr geschätzt.

5. Die Vibration

wird zur Detonisierung des Gewebes verwandt. Sie bewirkt durch den zarten, etwa 8–11mal je Sekunde erfolgenden Druck auf ein hypertonisches Gewebe eine rhythmisch wiederkehrende Verlängerung bzw. Verkürzung des Gewebes (siehe S. 6).

Die Vibration wird ausgeführt, indem die Hand im allgemeinen senkrecht zum bearbeiteten Gewebe in feine Schwingungen versetzt wird. Beherrscht wird diese Technik erst, wenn sie automatisch erfolgt. Dann kann sie ohne Ermüdungsgefühle ½ Stunde und länger durchgeführt werden. Hierbei vibriert nicht nur der Unterarm, sondern der ganze Arm bis in die Schultermuskulatur hinein. Die Bewegungsgröße, die die Fingerkuppe ausführt, liegt etwa zwischen ½ und 2 mm. Der Druck ist je nach Gewebe außerordentlich verschieden. Er kann praktisch zwischen 0 und 200 g schwanken.

Bindegewebsmassage

Die von der 1952 verstorbenen Frau DICKE angegebene Strichtechnik arbeitet im wesentlichen im Unterhautgewebe. Doch kann auch der Druck des Fingers in der Lederhaut oder der Faszie der Muskulatur liegen.

Die Technik ist folgende:

Die Kuppe des 3. oder 4. Fingers wird so aufgesetzt, daß sie in der gewünschten Gewebstiefe langsam vorwärts gleitet. Die Schichttiefe soll dabei die gleiche bleiben. Der Finger kann so aufgesetzt werden, daß er vorwärts geschoben oder von der Hand nachgezogen wird. Man lernt nach einiger Zeit, den Finger so aufzusetzen, daß er in der gewünschten Gewebstiefe bleibt. Spannungsänderungen im Gewebe zeigen sich dadurch an, daß die Fingerkuppe langsamer bzw. schneller gleitet. Das behandlungsbedürftige Gewebe gibt immer eine erhöhte Resistenz für den Finger. Hiermit ist in der Fingerkuppe selbst ein Gefühl der Rauhigkeit verbunden (Reibeisengefühl). Manche empfinden auch ein Kribbeln und vergleichen dieses einem elektrischen Strom. Der Patient empfindet im erkrankten Gebiet vielfach einen schneidenden Schmerz und glaubt, daß dieser durch den Fingernagel des streichenden Fingers hervorgerufen sei. Dieser Schmerz ist um so intensiver, je schmaler die Fingerkuppe und je langsamer der Strich ist. Auch das beobachtende Auge sieht charakteristische Erscheinungen. Während gesundes Gewebe vor dem vorwärtsgleitenden Finger eine Art Bugwelle bildet, sieht man in den kranken Bezirken eine feine Krisselung der Haut, ohne die weiche, sonst übliche Faltenbildung. Besonders deutlich pflegt dies über den Lendenmuskeln zu sein, über denen man eine bis eine Handbreit starke Haut - Unterhautplatte vorwärtsschieben kann, in der diese erwähnte feine Krisselung wie feinste Wellen auftritt. Die Bugwellenbildung aber bleibt aus.

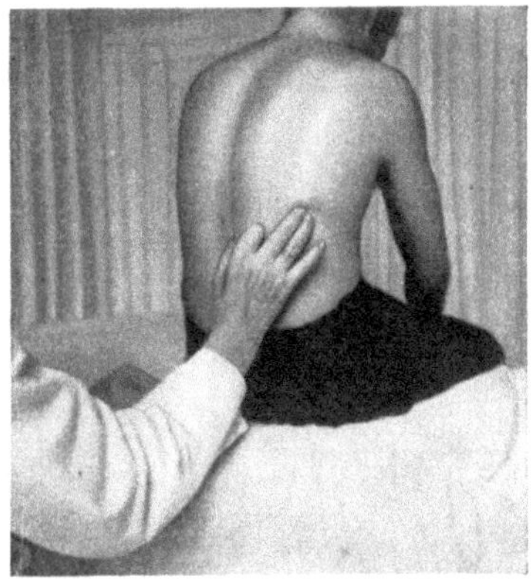

Abb. 6. Tangentiale Streichung (Bindegewebsstrich)

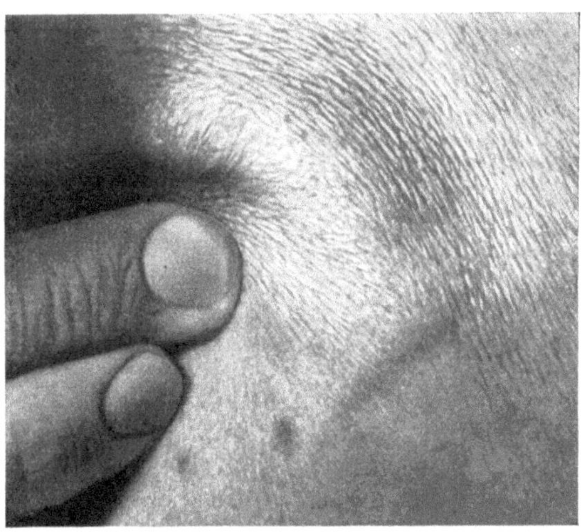

Abb. 7. Hautkrisselung

Die Dermographie pflegt sehr deutlich zu sein. Vielfach kommt es zu einer ausgeprägten Dermographia alba, die über viele Stunden bestehenbleiben kann. Zum Teil finden sich stärkste Quaddelbildungen im ganzen bearbeiteten Gebiet, die sich von Histaminquaddeln äußerlich nicht unterscheiden. Es kommt demnach zur Mobilisierung histaminähnlicher Substanzen. SCHNEIDER konnte mit gefilterten Aufnahmen nachweisen, daß diese Erscheinungen in den reflektorischen Zonen

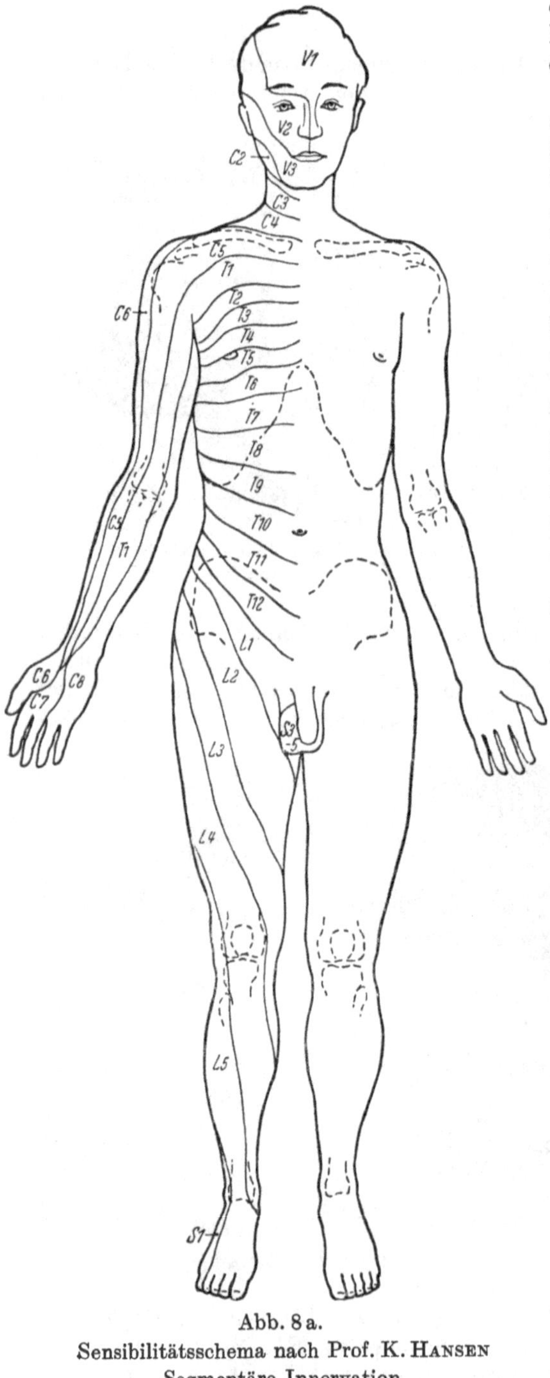

Abb. 8 a.
Sensibilitätsschema nach Prof. K. Hansen
Segmentäre Innervation
(Verlag: Thieme, Stuttgart)

derjenigen Dermatome, die einem erkrankten Organ angehören, besonders deutlich sind.

Hansen und von Staa beschreiben als Technik für die genannten Veränderungen in der Unterhaut das sanfte Abheben von Hautfalten bzw. das Anstoßen, bei dem das normale Gewebe ebenfalls sich in Bugwellenform vorschiebt, das indurierte dagegen als Platte imponiert, die schwerer weitergeschoben wird. Will man mit der Bindegewebstechnik im indurierten Gewebe vorwärtskommen, so muß man entweder durch Verlangsamung oder durch feine Vibrationen mit der Kuppe das Weitergleiten erzwingen oder unter Veränderung des Winkels zwischen Finger und Haut eine leichte Änderung der Schichttiefe erreichen. Je oberflächlicher die Schicht, desto flacher setzt der Finger auf. Will man bis zur Muskelfaszie vordringen, so muß der Finger steiler aufgesetzt werden. Die Wirkung der Bindegewebstechnik ist der der Vibration des Hypertonus vergleichbar. Man fühlt im allgemeinen unter der Arbeit in der einzelnen Sitzung ein gewisses Nachlassen der erhöhten Spannung. Das gilt vor allen Dingen von den sog. Dellzonen (siehe S. 52). Die Dellzonen reagieren meist nicht mit der gleichen Deutlichkeit während der einzelnen Sitzung, sondern ändern ihren Spannungsgrad erst nach einer Reihe von Behandlungen. Sie gleichen also eher in dieser Beziehung den Myogelosen. Veränderungen im Unterhautgewebe finden sich außerordentlich häufig, so z. B. als Verbackungen und Verlötungen um verletzte Gelenke bzw. bei rheumatischen Gelenkserkrankungen und außerdem in den dem Hansenschen Schema folgenden Reflexzonen der Haut und des Unterhautgewebes.

Im allgemeinen wird von kaudal nach kranial gearbeitet.

Begonnen wird mit den Becken-Lendenstrichen. Diese setzen sich zusammen aus der Kreuzbeinumrandung, kurzen „Anhak"-strichen, drei Beckenstrichen und Strichen in den Ileo-Sakralwinkel. Die Kreuzbeinumrandung besteht aus 4 Strichen um das Kreuzbein, die etwas außerhalb der Tuberositas cristae und unterhalb des medialen Endes der Crista ilica beginnen und abwärts zum Glutealspalt, aufwärts über die Tuberositas cristae hinweg zum Dornfortsatz des L.W. 4 gehen. Die „kurzen Anhakstriche" werden auf der Höhe der Wölbung des Erector trunci angesetzt und hart an den Dornfortsätzen in leichtem Bogen hochgeführt. Es sind jeweils nur kurze Striche (siehe Abb. 9). Die Beckenstriche sind weiter unten beschrieben. Die Ilio - Sakralwinkelstriche führen radiär in ihn hinein.

Die Lenden - Beckenstriche leiten praktisch jede Bindegewebsmassage ein. Ich halte es für richtig, daß die Schule DICKE in ihren Kursen auf diesen Anfang dringt, denn die Zahl der Fälle mit höhergelegenen Rumpfzonen, bei denen auch die Kreuz- und Beckenzonen mitbefallen sind, ist sehr groß. Würde in solchen Fällen nicht mit den kaudalen Zonen begonnen, so wäre der Erfolg erfahrungsgemäß geringer.

Bei Erkrankungen des Schultergürtels und höherer Dorsalzonen werden im Bereich der Brustwirbelsäule Anhakstriche und lange Interkostalstriche ausgeführt.

Bei Behandlung der unteren Extremität wird ebenfalls mit den Lenden - Beckenstrichen begonnen. Wichtig sind die drei Beckenstriche. Der erste wird

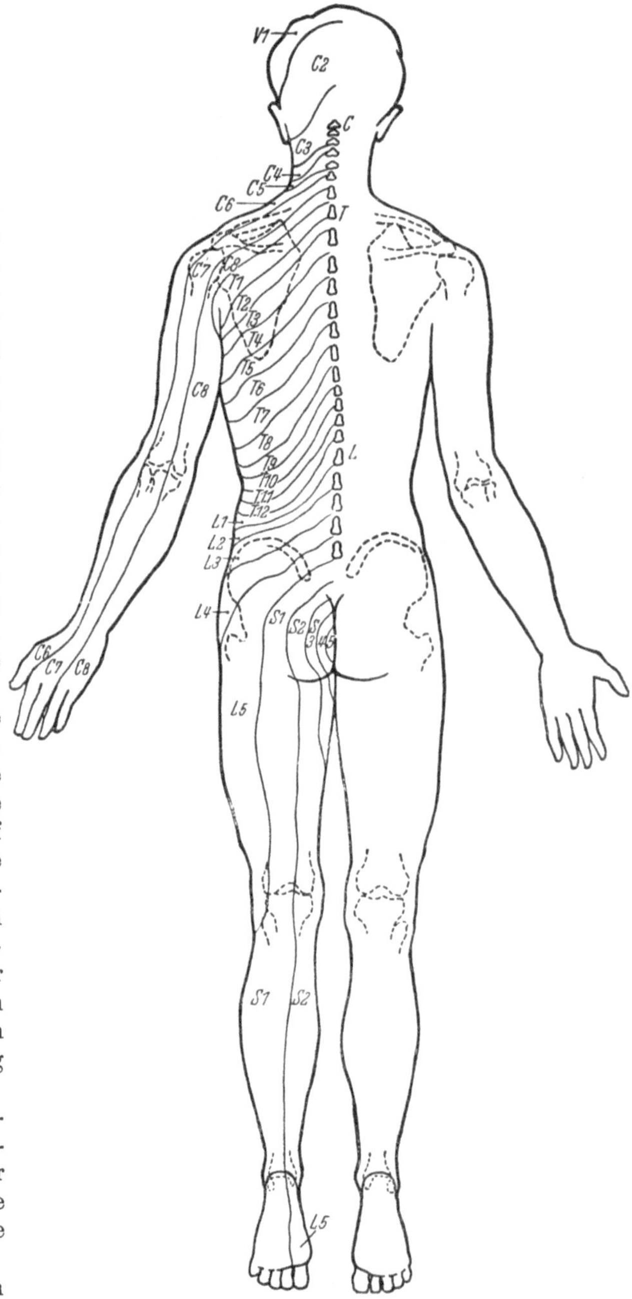

Abb. 8 b
Sensibilitätsschema nach Prof. K. HANSEN
Segmentäre Innervation
(Verlag: Thieme, Stuttgart)

eben unterhalb der Crista bis zur Spina ilaca ventralis cranialis geführt, der zweite etwas tiefer ventral des trochanter major verlaufend, und der dritte neben dem Analspalt beginnend dorsal des trochanter verlaufend. Die Striche werden am besten im Sitzen ausgeführt. Das Gebiet zwischen Tuber ischiadica und trochanter findet sich auch beim Gesunden fast stets induriert – wie übrigens auch das über dem Schulterblatt unterhalb der Spina scapulae. Es sind die Hautpartien, in denen sich die unteren zervikalen bzw. die unteren lumbalen Zonen stark überschneiden. In diesen Gebieten läßt sich das Reibeisengefühl besonders leicht erlernen.

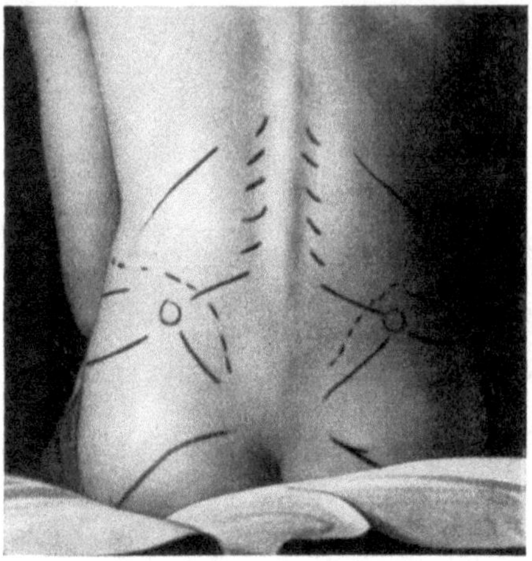

Abb. 9. Lenden-Beckenstriche

Am Bein sind die besonders häufig wiederkehrenden Striche die am ventralen und dorsalen Rand der Fascia lata entlang und dem Musculus sartorius folgend, ferner die Ausstreichung der Kniekehle. In Rückenlage des Patienten umgreifen die beiden Hände so den Oberschenkel, daß die Mittelfinger in das Septum zwischen Musculus biceps und Semigruppe zu liegen kommen. Von hier gleiten sie in den Septen dem Rand der Muskeln folgend zur Kniekehle, umlaufen das – bei Erkrankung dieser Gegend – fast immer verdickte Hygrom der Kniekehle und werden eben unterhalb des Kniegelenkspaltes unter deutlichem Druck beiderseits seitlich hochgezogen.

Weitere Einzelheiten der Bindegewebstechnik in Leube-Dicke: „Massage reflektorischer Zonen im Bindegewebe", Fischer, Stuttgart; in Dicke: „Meine Bindegewebsmassage" und Kohlrausch: „Reflexzonenmassage in Muskulatur und Bindegewebe" (im Druck). Beide letztere im Hippokrates-Verlag, Stuttgart.

Krankengymnastik

Das Kernproblem der Krankengymnastik, durch das sie sich von Gymnastik und Sport unterscheidet, ist die grundsätzlich andere Dosierung. Das bedingt z. T. Sonderformen. Unter diesen ist wesentlich:

A. Die Gymnastik von der Hand des Behandelnden

1. Aktive Gymnastik unter Führung evtl. unter Zug.
2. Widerstandsgymnastik.
3. Passive Gymnastik.

B. Freie Gymnastik mit und ohne Gerät

1. Kraft- oder Widerstandsgymnastik.
2. Schnelle und schnellkräftige Gymnastik.
3. Lockernde, schmeidigende und Schwunggymnastik.
4. Dehngymnastik.
5. Dauergymnastik.

Die Gymnastik kann allgemein oder gezielt angesetzt sein. Von gezielter Gymnastik sprechen wir, wenn ein umschriebener Abschnitt geübt werden soll, z.B.

ein bestimmter Faserbereich des Musculus obliquus internus, des Musculus pectoralis, die Hüftbeugung. Die Gymnastik von der Hand des Behandelnden ist immer „gezielt".

Die hauptsächlichsten Wirkungen der Krankengymnastik sind:

1. Kräftigung bzw. Tonisierung und Detonisierung der Muskulatur.
2. Steigerung des Muskelstoffwechsels.
3. Kreislaufwirkung.
4. Allgemeine Stoffwechselwirkung (durch 2 und 3).

C. Spiel und Sport

Formen im allgemeinen wie beim Gesunden. Einzelne Spielformen sind speziell auf den Kranken zugeschnitten.

Durch Spiel und Sport werden gewöhnlich keine gezielten, sondern nur allgemeine Wirkungen hervorgerufen. Diese sind hauptsächlich:

1. Steigerung des allgemeinen Stoffwechsels.
2. Gewinnung größerer Geschicklichkeit, dadurch Vorbereitung für die Berufsarbeit.
3. Erzieherische Ziele: Lösung aus der egozentrischen Haltung des chronisch Erkrankten, Steigerung des Einsatzwillens.
4. Seelische Einflüsse: Verbesserung von Stimmung und Lebensmut.

A. Die aktiven und passiven Übungen von der Hand des Behandelnden

Unter diesem Namen werden isolierte Bewegungen einzelner Gelenke zusammengefaßt, bei denen der Krankengymnast mit der einen Hand schützend das zu bewegende Gelenk fixiert, während er mit der anderen am möglichst langen Hebelarm die Bewegungsgröße des Gelenkes regelt.

Die passiven Übungen

1. Für diagnostische Zwecke (Prüfung der Bewegungsgrößen).
2. Zur Dehnung kontrakter Gewebe.

Die Indikation passiver Bewegungen tritt weit hinter die der aktiven und Widerstandsübungen zurück.

Die Widerstandsübung soll die Muskulatur kräftigen. Gleichzeitig wird bei diesen Übungen eine Hyperämie der Muskulatur und reflektorisch des ganzen übrigen Gelenkapparates erreicht. Das bedeutet Anpassung des Bindegewebes an seine Aufgaben, also Abbau überschüssigen Materials und Schmeidigung der Gelenkbeweglichkeit.

Die aktive Bewegung unter Führung geschieht meist unter Zug. Der Zug hat den Vorteil, daß die Gelenkflächen auseinandergezogen werden. Da der Knorpel lange stillgestellter Gelenke immer geschädigt sein wird, schützt dieses Auseinanderziehen vor Verletzungen durch die Bewegung. Der Gymnast eilt der Bewegung des Patienten weder voraus (macht sie also passiv) noch hinkt er nach (gibt also Widerstand), sondern er muß mit dem Bewegungstempo des Patienten übereinstimmen, dieses durch seine Anweisung regelnd. Der Patient kann seine Aufmerksamkeit ganz auf die zur Zeit anzuspannende Muskulatur richten. Der Zug gestattet ihm sogar, die bremsenden antagonistischen Widerstände abzuschalten. Physiologisch betrachtet, kommt es zu einer fast isotonischen Bewegung. Vermieden werden alle groben Spannungsdifferenzen, die zur Schädigung innerhalb der bewegten Einheit führen könnten. Der Patient hat das Gefühl der Sicherheit, während die passive Bewegung bei ihm Angstgefühle vor plötzlich auftretendem Schmerz auslösen und ihn daher zu unerwünschten Abwehrreaktionen verleiten kann.

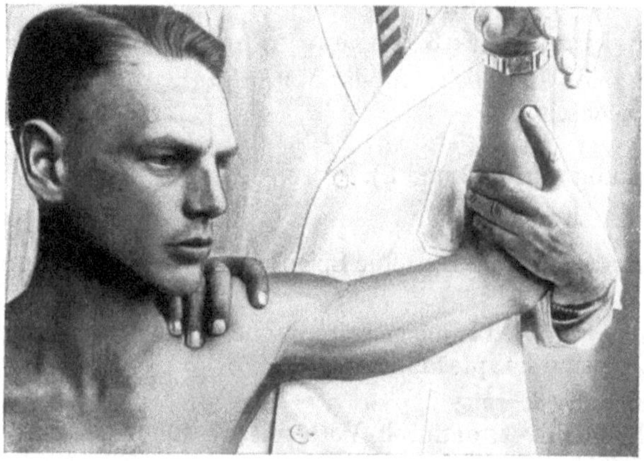

Abb. 10. Passive Rotation des Schultergelenkes

Die aktive Bewegung unter Führung ist daher die geeignete Methode zu Beginn isolierter Gelenkbewegung.

Mit der Besserung des Befundes können zunächst unmerklich, allmählich immer deutlicher – noch immer unter Zug! – Widerstände gegen die Bewegungsrichtung eingeschaltet werden. Mit dem Anwachsen dieser Widerstände ist der Zug nicht mehr möglich, weil durch die kräftige muskuläre Spannung des Patienten das Auseinanderziehen der Gelenkflächen illusorisch wird.

Die Widerstandsbewegungen sollen am möglichst langen Hebelarm ausgeführt werden. Je länger der Hebelarm, desto feiner die Dosierungsmöglichkeit durch den Behandler. Die Stärke des Widerstandes richtet sich nach der Kraft des Patienten. Im allgemeinen sollen die Bewegungen nur mit der Kraft ausgeführt werden, die ohne Muskelzittern überwunden werden kann.

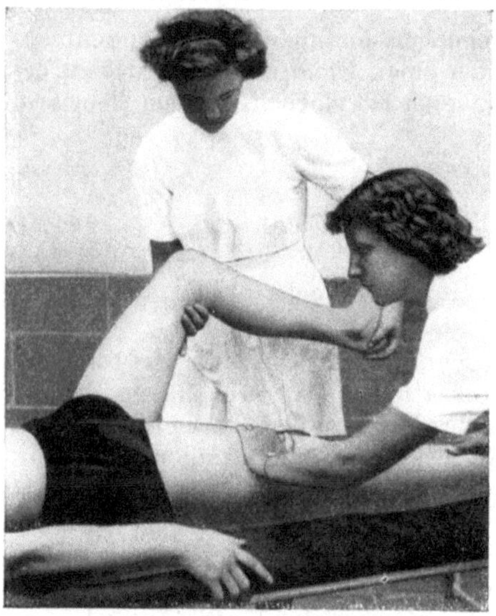

Abb. 11. Passive Hüftbeugung
Ein Helfer fixiert das andere Bein in starker Innenrotationsstellung

Einige Beispiele:

Schultergelenk:

a) Geführte aktive Bewegung

Der Behandler umgreift mit der rechten (l.) Hand die linke (r.) Schulter des Patienten und faßt mit der anderen Hand den rechtwinklig gebeugten Unterarm dicht am Ellbogengelenk. Er steht dabei rückwärts-seitwärts vom Patienten. Während er mit mäßiger Kraft am Unterarm zieht, werden die folgenden Bewegungen ausgeführt:

Heben (Vor-, seit-, rückwärts) – Senken.
Vorführen – Rückführen aus der Seithebhalte.
Kreisen.
Rotation.

b) Widerstandsbewegungen aus der gleichen Ausgangsstellung, sofern noch ein Zug ausgeübt werden soll.

Bei stärkeren Widerständen wird der gestreckte Unterarm - dicht oberhalb des Handgelenkes – gefaßt und die gleichen Übungen ausgeführt (Rotation nur bei gewinkeltem Unterarm). Die Widerstände werden zunächst im allgemeinen in nur einer Bewegungsrichtung, und zwar in der vom Patienten leichter zu bewältigenden, gegeben.

Ellbogen:

Der Ellbogen ruht in der Hand des Gymnasten. Zug an der Hand mit üblichem Handgriff:

Beugen – Strecken.

Pro- und Supination.

Hand- und Fingerbewegungen sinngemäß unter Fixierung des Unterarmes auf dem Tisch, während Hand und Handgelenk über ihn hinausragen.

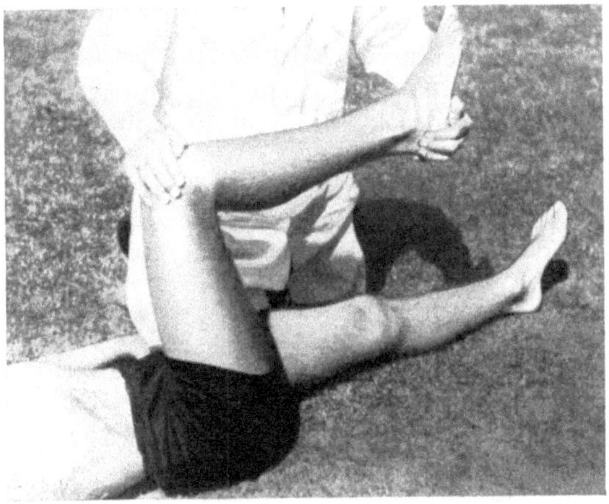

Abb. 12. Hüftrotation in Beugestellung Widerstand an Fuß oder Unterschenkel

Hüfte:

Schwierig ist die Fixierung des Beckens, die notwendig ist, um eine Hüftbewegung sicher ausführen zu können. In Rückenlage kann sie erreicht werden a) durch Abhängenlassen des damit überstreckten anderen Beines über die Kante des Bettes, b) indem ein zweiter Helfer die Hüfte fixiert. Das geschieht durch starke Innenrotationshaltung. In dieser Stellung kann das Becken schlecht ausweichen.

Bewegungsmöglichkeiten (Hüfte)

Unter Führung und gegen Widerstand.

Beugen – Strecken.

Adduktion – Abduktion.

Kreiselung.

Der Behandler hat grundsätzlich eine Hand in der Kniekehle und die andere an der Ferse des Patienten. Die Kniekehlenhand ist die den Zug ausübende.

Rotation: Aus Streckstellung Widerstand am Fuß. Aus Beugestellung Widerstand am Unterschenkel (siehe Abb. 12).

Beugung und Streckung können mit gleichzeitiger Kniebewegung verbunden werden.

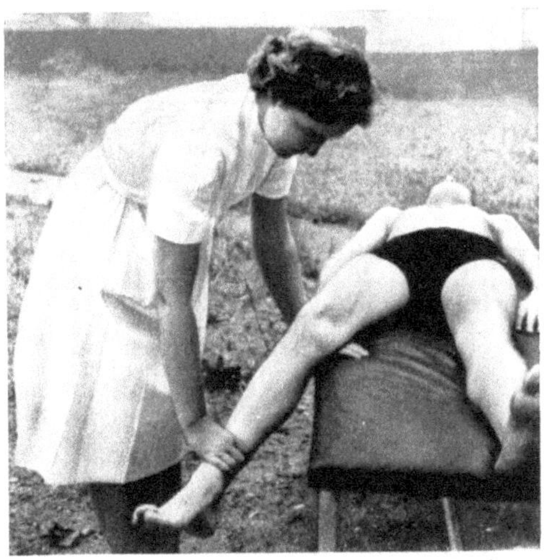

Abb. 13. Kniestreckung gegen Widerstand

Kniegelenk:

Bewegung unter Führung und Zug

1. Rückenlage des Patienten. Unter Zug am Fuß wird der r. (l.) Oberschenkel soweit abduziert, daß der Unterschenkel über die Bettkante abhängen kann. Der Oberschenkel liegt auf der l. (r.) Hand des Behandlers, die sich mit ihrer Volarseite auf das Bett stützt, so, daß die Kniekehle sich auf die Dorsalfläche und an den Unterarm anlegt. Kommando: „Knie beugen und strecken“. Der Behandler kann seine Kraft am besten ziehend einsetzen, während er selbst auf einem Stuhl am Bett (besser Massagetisch) sitzt.

2. Patient in Bauchlage. Zug in Knöchelgegend. Fixierung der Kniekehlengegend durch die andere Hand.

Widerstandsbewegungen (Knie)

1. Rückenlage des Patienten.

a) Das durch die Hohlhand leicht angehobene Knie wird vom Patienten gegen die Unterlage gedrückt, während der Fuß durch die andere Hand des Behandlers fixiert wird (Streckung).

b) Beugen und Strecken (gleichzeitig auch der Hüfte). Durch Zug an der Ferse und Widerstand oberhalb des Knies bzw. Druck gegen die Fußsohle und Kniekehle.

c) Wesentlich kraftvoller aus der Ausgangsstellung „Bewegung (unter Führung und Zug) Nr. 1“. Widerstand am Fuß bzw. Knöchelgegend.

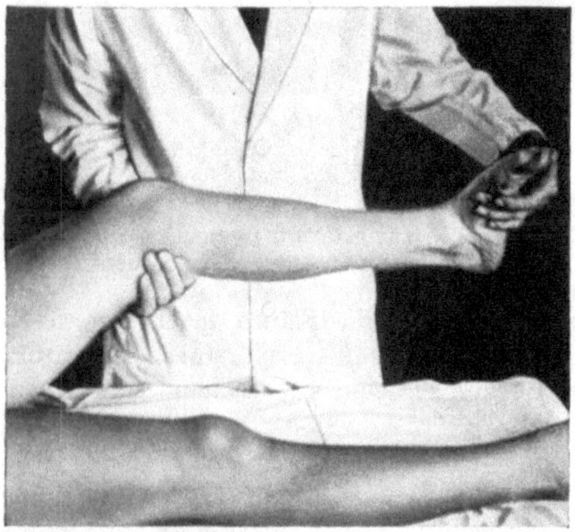

Abb. 14. Widerstandsübung für die Adduktoren (Übung der medialen Seitenzügel) unter Ausnutzung der Synergismen der Supinatoren des Fußes

d) Adduktionsübungen (Übung der Seitenzügel). Beginn mit kräftiger Supination des Fußes. Anschließend Adduktion der Hüfte. Damit wird die Adduktion im Knie reflektorisch automatisch eingeschaltet. Die fixierende Hand liegt in der Kniekehle, die Finger berühren die Gegend des medialen Bandes (Abb. 14).

e) Ausgangsstellung wie c, aber Oberschenkel außenrotiert. Widerstand gegen medialen Fußrand. Supination des Fußes mit Adduktion im Knie (nur bei genügendem Halt im Knie möglich).

Die Übungen für die Außenbänder sind analog zu gestalten.

Knieübung für die Kreuzbänder

Rückenlage des Patienten. Fuß halb angestellt. Der Behandler sitzt zu Füßen des Patienten und umgreift mit den beiden gefalteten Händen den Unterschenkel hoch an der Kniekehle. Gegen den schubladenmäßig nach außen gehenden Zug des Behandlers zieht der Patient mit Biceps und Semigruppe den Unterschenkel zurück. Beide Kräfte müssen so gleichzeitig und gleichmäßig ansetzen, daß die schädigende Schubladenbewegung vermieden wird (Abb. 15).

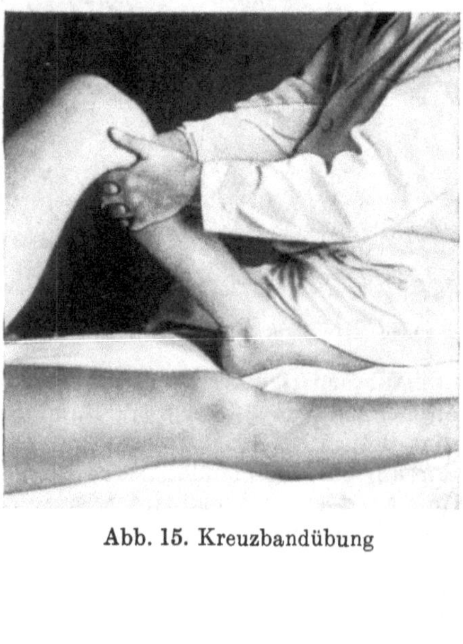

Abb. 15. Kreuzbandübung

Muskelmantel-Spannungsübungen

Eine besondere Form der Widerstandsübungen stellt die Muskelmantelspannung dar, d.h., sämtliche Muskeln eines Gliedmaßenabschnittes oder auch des ganzen Gliedes werden gleichzeitig kräftig gespannt. Wird diese Spannung langsam und zügig ausgeführt und einige Sekunden gehalten, so erfolgt in der Phase des Lockerlassens eine besonders deutliche Hyperämie. Kommando: Spannen – spannen – locker lassen. Ruckhaft ausgeführte Muskelmantelspannungsübungen unter gleichzeitigem Zug in der Längsrichtung der Extremität können durch die erhebliche Spannungserhöhung auch als Kräftigungsübung angewandt werden. Die Übung wird besonders am Knie gerne und mit Erfolg angewandt. Kommando (in sehr sauberem Rhythmus): Achtung – zuck, Achtung – zuck.

Gezielte Dehnübungen

Als Dehnübungen lassen sich alle passiven Bewegungen gestalten. Der Gliedmaßenabschnitt wird sanft bewegt, bis ein deutlicher Widerstand der Muskulatur fühlbar wird. Nun folgen sanfte, federnde Bewegungen, deren Stärke sich nach dem Gewebezustand richtet. Handelt es sich um stärkere Schrumpfungen im Bindegewebe des Bewegungsapparates, so sind diese Federungen durch längere Zeit durchzuführen. Nach etwa 10 Minuten wird ein Nachlassen der Spannung gefühlt; daraus wird ersichtlich, daß auch die Kontraktur eine gewisse tonische Komponente hat. Muskuläre Kontrakturen reagieren im allgemeinen günstiger auf die Dehnung als rein bindegewebige. Solange Gelenkergüsse bestehen, darf passiv nicht bewegt werden.

B. Freie Gymnastik mit und ohne Gerät

1. Kraft- und Widerstandsgymnastik

Sie kann gezielt oder allgemein sein. Mit den gezielten Formen wird begonnen, wenn die Fixierung durch den Behandler nicht mehr erforderlich ist. Im Krankenhaus haben sich als Widerstandsgeräte besonders der Rollenzug, der Expander und die Gewichte eingebürgert. Der Rollenzug läßt sich im Turnsaal an der schwedischen Leiter, evtl. auch am Türrahmen anbringen. Es sollten Rollen dicht oberhalb des Fußbodens und in etwa 1,40 m Höhe – der durchschnittlichen Schulterhöhe – angebracht werden. Von hier läuft die Schnur zu einer Rolle, über die das Gewicht gehoben wird. Der Expander aus Gummi oder Metallspiralen kann mit einem Ende in Wandhaken eingehängt sein oder wird zwischen zwei Handgriffen kraft der Körpermuskulatur auseinandergezogen. Der Unterschied in der Wirkung besteht darin, daß sich der Widerstand des Expanders im Auseinanderziehen ständig erhöht, während das Gewicht des Rollenzuges stets das gleiche bleibt. Beide Methoden haben ihr Indikationsgebiet.

Schulter:

Hier eignet sich die Arbeit an den Rollenzügen, am Expander, das Heben von Gewichten.

Das Sitzen und Abdrücken von der Wand, Klimmzug an Reck oder Ringen,

der Knickstütz,

der Wurf mit dem Medizinball aus den verschiedenen Richtungen als besonders vielseitige Übung für die Schulter.

Knie:

Kniebeugen unter Abstützen an einer Tischkante, zuerst mit beiden, dann nur mit dem kranken Knie.

Ziehen des Expanders aus dem Sitzen als Beuge- und Streckübung.

Achsengerechte Stöße des Medizinballes und der Stoß mit der Fußinnenkante unter vorheriger fester Spannung der Innenzügel des Knies.

Hochdrücken von Gewichten aus der Rückenlage, z.B. eines Partners, der mit dem Bauch auf den erhobenen Füßen schwebt.

Als kindliche X-Beinübungen seien besonders genannt das Hochstreichen mit der Fußsohle an der Innenseite des anderen Beines.

Hüpfen oder Gehen mit einem mittelgroßen Ball zwischen den Knien bei eng nebeneinandergestellten Füßen, ohne den Ball zu verlieren.

Froschhüpfen mit nach außen gerichteten Knien.

Gehen auf der Neumann-Neurodeschen Schwachfußleiter.

Klettern am Stamm und alle Supinationsübungen des Fußes.

Das Spielen im Türkensitz ist mit aller Spielphantasie anzuregen. Das Sitzen auf Knien und Gesäß, bei dem die Fersen außen neben dem Gesäß stehen, ist zu verbieten.

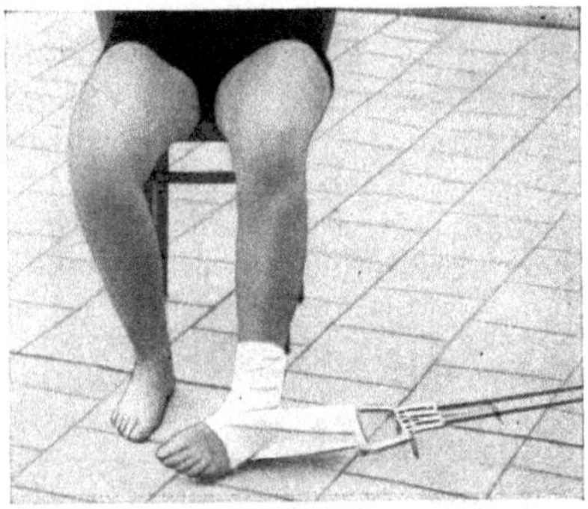

Abb. 16
Wie Abb. 14 unter Verwendung des Expanderzuges

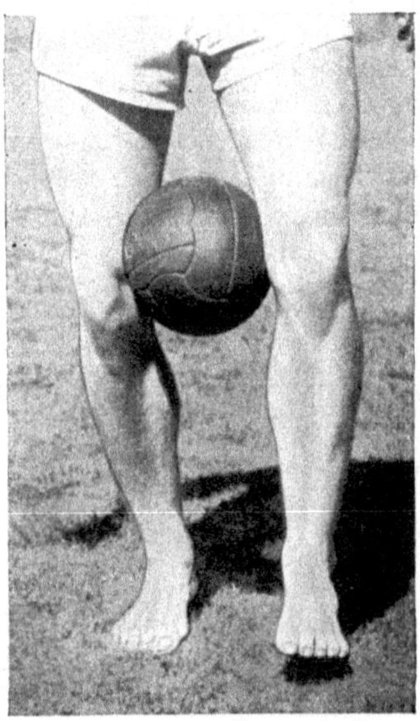

Abb. 17. X-Bein-Übung

Allgemeine Übungen

Hierzu gehört die Gruppe der Partnerübungen, bei denen Kontraktion und Dehnung abwechseln. Einige Beispiele sind unter Dehnübungen zu finden.

Kugelgymnastik.

Proscheckgymnastik, bei der der Antagonist dem arbeitenden Muskel einen eben zu überwindenden Widerstand entgegensetzt, sind weitere Beispiele.

Geräteturnen, Ringen und andere Sportarten stellen ebenfalls eine vorzügliche Kraftübung dar. Da dieser Gedanke unter „Spiel und Sport" nicht mehr besonders ausgeführt wird, sei das hier ausdrücklich erwähnt.

2. Schnelle und schnellkräftige Bewegungen

Diese werden nicht mehr durch die Hand des Gymnasten vermittelt. Für den klinischen Betrieb eignet sich am besten der Medizinball. Schnelle Bewegungen sind natürlich auch ohne Gerät auszuführen. Die später aufgeführte Stoffwechselgymnastik, S. 84, stellt solche Übungen dar.

Der besondere Wert dieser Übungen liegt in der starken präkapillaren und damit kapillaren Erweiterung; sie sind also kreislauf- und stoffwechselfördernd.

Einige der vielgebrauchten Formen sind:

Aus dem Stand

Spreiz-, Scher-, Wechselsprünge.
Der „Hampelmann".
Die Holzhackerübung.

Boxstöße, auch am Sandsack, an der Maisbirne usw.
Steigerungsläufe (Wechsel von langsamem und kurzem, raschem Lauf).
Hinfallen und Hochspringen.

Aus Rückenlage

Rumpfaufrichten, Beinspreizen, -scheren, Ruderübungen.

Aus Bauchlage

Rasches Aufbäumen, Schwimmübung u. dgl. (Ein reiches Übungsprogramm bringen die Gymnastikbücher von FORSTREUTER, SUREN u. a.)

3. Schmeidigende Bewegungen

Darunter werden Übungen im Wechsel von Zusammenziehung und Dehnung in mittlerem Zeitmaß bei großem Bewegungsweg, aber ohne ausgesprochene Dehnwirkung verstanden.

Die Widerstände sollen gering bis mäßig sein. Sowohl die aktiven Bewegungen unter Führung wie die passiven von der Hand des Gymnasten können dieser Forderung gerecht werden. Doch können auch Schwungbewegungen schmeidigenden Charakter tragen.

Schwungübungen

sind Bewegungen, bei denen nach Impuls ihre Fortführung ohne weitere Muskelinnervation unter Ausnutzung der Eigenschwere erfolgt. Das rhythmische An- und Abschwellen der Bewegung erzeugt ein ausgesprochenes Wohlgefühl. Die Schwunggymnastik ist in vielen modernen Gymnastiksystemen verankert, z.B. in denen von BODE und seinem Schüler MEDAU. Eine gezielte Schwunggymnastik für die Lendenwirbelsäule ist in der Hockergymnastik (S. 93) beschrieben.

Lockerungsübungen:

Die Lockerung setzt die Entspannung voraus. Bekämpft wird also die Verkrampfung, wie z.B. der muskuläre Hypertonus, die Kontraktur. Lockerung und Schmeidigung sind verschiedene Begriffe. Der Unterschied der Lockerung gegenüber der Schmeidigung ist der, daß letztere auch bei straffer Muskulatur möglich ist, wenn nur An- und Abschwellen der Bewegung sehr gleichmäßig im Sinne einer Binomialkurve erfolgen. Die Bewegung eines Parterreakrobaten ist geschmeidig, hat aber nichts mit Lockerheit zu tun, der Schlangenmensch muß geschmeidig und locker sein. Zu den Methoden der Lockerung gehört die

Schüttelung, die auf S. 88 beschrieben ist,

ferner die Schwungbewegung, die isometrischen Spannungsübungen mit darauffolgender bewußter Entspannung (z.B. die Muskelmantelspannungen) und die entspannende Wirkung durch die den Antagonisten entgegengesetzten Widerstände. Werden die Antagonisten gegen einen großen Widerstand in Spannung gesetzt, so gelingt die Aufhebung des reflektorischen Hypertonus im Agonisten leichter.

4. Dehngymnastik

Die passiven Übungen von der Hand des Gymnasten lassen sich zur Dehngymnastik gestalten. Als solche haben die passiven Bewegungen neben dem diagnostischen ihren besonderen Wert. Am besten eignen sich die „Schütteldehnungen". Die betreffende Gelenkbewegung wird bis zur Grenze des ersten Weichteilwiderstandes geführt. Nun folgen sanfte, schüttelnde Dehnungen. Die Zahl der Schüttelungen je Sekunde beträgt ähnlich wie bei den lockerenden Schüttelungen im allgemeinen 2–3. Sie kann langsamer (1) oder rascher (6–7), je nach Lage des Falles und nach Temperament des Behandlers sein. Unbedingt gewahrt sein muß der Rhythmus, d.h. das gleichmäßige, sanfte An- und Abschwellen jeder Bewegung. Ruckhaftes Reißen ist zu vermeiden, da hierdurch die Kontraktur im Gewebe angeregt wird.

Ein System von Dehn- und Widerstandsübungen

wenden Sport und Gymnastik als Zweckgymnastik an. Hierzu gehören:

a) Partnerübungen,
b) Expanderübungen.

Bei den Partnerübungen ist im Wechsel der eine der kraftgebende, der andere der passive Teil, dessen Muskeln demnach gedehnt werden. Hierfür einige Beispiele:

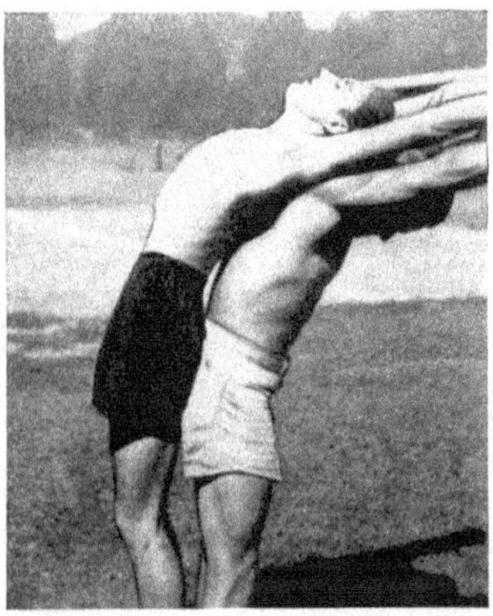

Abb. 18. Dehnung der Brust- und Bauchmuskeln als Partnerübung

1. Partner im Stand Rücken an Rücken, gegenseitiges Fassen der Hände über dem Kopf bei gestreckten Armen, wechselweises Rumpfbeugen nach vorn mit möglichst krummem Rücken, über dem der Partner eine Spannbeuge ausführt (Dehnung der Bauch- und Brustmuskeln) (Abb. 18).

2. Partner im Stand einander zugekehrt mit rechtwinklig abgebeugten Hüften. Hände gegenseitig auf die Schultern gelegt. Federndes Rumpfsenken mit Hohlrücken (Gesäßmuskeln, Rücken).

3. Partner im Sitz gegenüber. Die Fußsohlen der gespreizten Beine sind gegeneinandergepreßt, die Hände werden gegenseitig gehalten, der eine zieht den anderen nach vorn, indem er sich selbst auf den Rücken legt. Wechselweise (Lendenpartie der langen Rückenstrecker, Gesäßmuskeln, Beuger am Oberschenkel).

4. Die Dehnwirkung kann verstärkt werden, indem der Partner stehend den Rücken des Sitzenden herunterdrückt (Abb. 19) oder beim Liegenden dessen gestrecktes Bein gegen dessen Brust drückt.

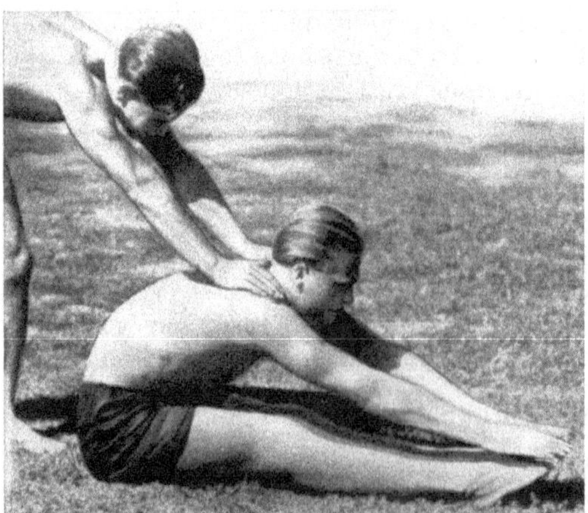

Abb. 19. Dehnung der Rückenmuskeln

Die dehnende Kraft kann auch im eigenen Körper gesucht werden.

5. Der Sitzende zieht seinen Rumpf vor, indem er mit seinen Händen einen bzw. beide Füße umfaßt (Knie gestreckt).

6. Wadendehnung durch Niederdrücken der Ferse des rückwärtsgesetzten gestreckten Beines gegen den Boden (wird am besten federnd ausgeführt) (Abb. 20).

7. Dehnung des Musculus quadriceps durch Rücklagerung des Rumpfes im Knien.

8. Dehnung der Brustmuskeln durch schwunghaftes Rückfedern der gestreckten Arme aus der Vorhochhebhalte oder

9. aus der der Vorhebhalte in die Seithebhalte.

10. Spakat (Adduktoren).

Auch im Kriechen gibt es vorzügliche Dehnübungen:

11. Tiefkriechen,

12. Rutschen und Häschensprung.

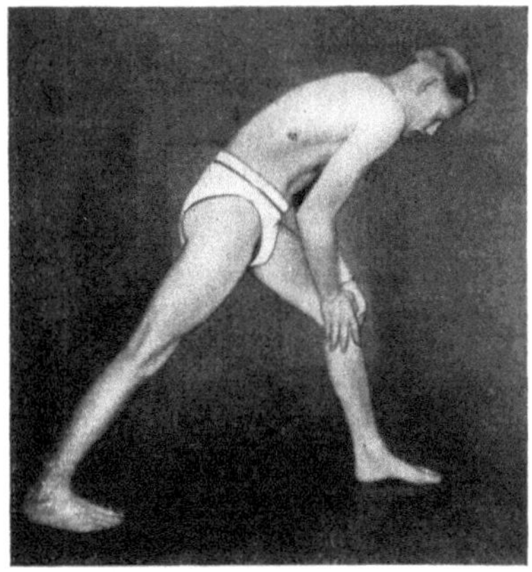

Abb. 20. Wadendehnung

5. Dauergymnastik

Vorbedingung: 1. Langsames Tempo.
2. Geringe Anstrengung in der Zeiteinheit.

Die Formen können schwunghaft oder zügig sein, das Tempo darf am besten 52 Bewegungen in der Minute nicht überschreiten. Da normalerweise eine Schwunggymnastik mit 60–66 Bewegungen je Minute rechnet, ist die Einhaltung eines so langsamen Tempos für den Durchschnittsgymnasten außerordentlich schwer. Er muß schon mit dem Metronom arbeiten, damit er nicht dauernd in ein zu rasches Tempo verfällt. Die Dauergymnastik ist die geeignete Methode bei der klassischen Konstitutionstrias: Gicht, Diabetes, Fettleibigkeit, und bewährt sich bei chronischem, konstitutionellem Rheuma. Daß bei diesen Krankheiten der Erfolg so häufig ausbleibt, liegt daran, daß das Tempo der Bewegung zu schnell gewählt wird.

C. Spiel und Sport

Im Krankenhaus werden „Spiel und Sport" vielfach als „Versehrtenturnen" bezeichnet. Unter diesem Titel sollen alle freien Formen der Gymnastik, des Spieles und Sportes zusammengefaßt werden, soweit sie im Krankenhaus bei chirurgischen Kranken Verwendung finden.

Wichtig ist, daß die Spiele den Gemeinschaftssinn fördern. Das ist im Mannschaftsspiel der Fall. Je geringer die körperliche Leistung, desto kleiner wird man die Mannschaft wählen, Voraussetzung, daß alle Teilnehmer etwa die gleiche Leistungsfähigkeit haben. (Ringtennis zu viert, Federball, siehe später). Das Mannschaftsspiel zieht den Kranken am besten aus der egozentrischen Stimmungslage heraus.

Gezielte Wirkungen lassen sich auch bei geschickter Auswahl im Spiel gelegentlich erreichen, doch wird hierfür im Ganzen mehr die Gymnastik – die ebenfalls in Gruppen ausgeführt wird – in Frage kommen (siehe Beispiele für Gruppengymnastik unter Sonderformen). Doch sollen einige Beispiele für gezielte Wirkung im Spiel und Sport noch gegeben sein.

1. Übung der Schulter:

Faustball, Handball, Korbball, Klettern, Kugelstoßen, Speerwurf usw.

2. Übung der Rückenmuskulatur:

Schwimmen, Rudern, Volleyball, Medizinball (der Medizinball ist überall als Gerät des gezielten Spieles anzuführen, siehe Sonderformen).

3. Übungen für Peronaeusgelähmte:

Ringtennis, Faustball und andere Spiele auf beschränktem Raum. (Der Peronaeusgelähmte schleift den Fuß nur im Gehen, aber nicht im Laufen, weil hierbei durch Heben des Knies der Fuß genügend vom Boden aufgehoben wird.)

4. Übungen für Magenulcus („Zustand nach“ S. 55):

Soweit bestehende Beschwerden im wesentlichen durch die starre Festhaltung der Bauchmuskulatur (Zwerchfellring, also Zonenbildung) bedingt sind, sind Spiele wie Volleyball, Korbball, Faustball u.dgl. von verschiedenen Seiten als erfolgreich beschrieben. Man nimmt an, daß die Bauchdecke im Wechsel von Rumpfstreckung und Rumpfbeuge sowie durch die vertiefte Bauchatmung ihre starre Haltung aufgibt und sich entspannt.

Seelische Einwirkung und die allgemeine Stoffwechselung werden mit ähnlichen Bewegungsformen erreicht. Das Spiel steht im Vordergrund und beginnt beim Patienten, soweit er der Bettgymnastik (siehe S. 84) entwachsen ist. Entsprechend der meist nur geringen körperlichen Leistung werden die kindlichen und leichten Kampfspiele bevorzugt. Als Anregung seien für das Krankenhaus geeignete Spiele aufgezählt. Nur soweit sie nicht allgemein bekannt sind, gebe ich eine kurze Regelanweisung. Für die Durchführung der Spiele bedarf es keiner normalen Sportanlage. Feldgröße von 20 mal 30 m mit Rasen oder Sandboden genügt schon für die meisten der Spiele und ist besser als gar nichts. Nur sollte auf dieser Fläche kein Baum stehen, denn er behindert bei den vielen Ballspielen. Hohe Randbäume sind dagegen als Schattenspender sehr erwünscht.

Kindliche Spiele ohne Geräte:

Katze und Maus, der Plumpsack geht rum, Dritten abschlagen, Müller von hinten, Paarlauf, Habicht und Henne. 8–10 Spieler stehen hintereinander, jeder sich am Vordermann festhaltend. (Der erste ist die Henne, ein Habicht versucht das letzte der „Küken“ zu greifen. Die Henne wehrt ihn, nach rechts und nach links springend, mit ausgebreiteten Armen ab. Der ganze Kükenschwanz muß durch entsprechende geschickte Ausweichbewegungen diese Abwehr unterstützen. Wird das Küken gefangen, so wird es Habicht, der bisherige Habicht zur Henne.)

Kugelspiele:

Boccia, Luftkegeln, Kroquett.

Einfache Ballspiele:

Federball: Wegen der Leichtigkeit des Gerätes für die ersten Spielversuche besonders geeignet. Der leichte Ball wird mit Tamburin oder leichtem Schläger, etwa nach den Regeln des Faustballspieles über die Schnur geschlagen. Der Indiacaball (75 g) wird mit der flachen Hand geschlagen.

Faustball.

Prellball: Im Gegensatz zum Faustball wird der Hohlball mit der Faust auf den Boden des eigenen Spielfeldes geprellt und muß die flache Schnur (½– 1 m) überspringen.

Völkerball.

Volleyball: Der große Hohlball wird mit beiden flachen Händen über die 2–2,40 m hohe Schnur gespielt und darf den Boden nicht berühren. Die übrigen Spielregeln dem Faustball ähnlich. Das Spiel verlangt ein starkes Strecken des Körpers und ist daher eine vorzügliche Wirbelsäulenübung. Am Netz verlangt es auch viel Springen. (Daher von den Leichtathleten als Winter-Konditionstraining gepflegt.)

Korbball: Sehr geeignet als leichtes Laufspiel.

Jägerball (ähnlich zu bewerten): Ein Jäger wirft mit dem Hohlball einen der Hasen ab. Jeder getroffene Hase wird zum Mitjäger. Das Spiel wird besonders reizvoll mit der wachsenden Geschicklichkeit im Einkreisen des Wildes.

Handball, Fußball als Kampfspiele mit dem großen Hohlball.

Für Amputierte:

Handball, Fußball als Kampfspiele mit dem großen Hohlball.

Spiele für Amputierte oder Laufbehinderte

Beinamputierte spielen Fußball meist dreibeinig, d.h. mit Krücken, gelegentlich auch einbeinig. Die Schwierigkeit, im Sprung den Ball gleichzeitig zu stoßen und heil wieder auf dem einen Bein zu landen, wird von den jüngeren Amputierten ganz gut bewältigt.

1. Ball über die Schnur: Im Ringtennisfeld mit 40 cm hoher Schnur wird der Ball von den auf dem Boden sitzenden Spielern mit einer oder zwei Händen über diese geworfen. Regeln etwa wie beim Ringtennis. (Beinschonung bei Rumpf- und Armtraining.)

2. Kriechball: Die im Vierfüßlerstand oder auf drei Beinen laufende Mannschaft hat nach dem Spielprinzip der großen Kampfspiele den Ball ins feindliche Tor zu befördern. Der Hohl- oder auch Medizinball wird nur mit dem Kopf gestoßen.

3. Ein Kreis Amputierter sitzt um eine Pyramide von vier Medizinbällen; von den Spielern ist mit einem weiteren Ball der Kopf der Pyramide abzuwerfen. Ein im Kreis hüpfender Amputierter schützt die Pyramide, indem er den Ball abzufangen sucht.

Daß für Amputierte selbstverständlich Korbball, Prellball, Volleyball, Völkerball u.a.m. zu spielen ist, sei erwähnt. Auch Hinkekämpfe (Hahnenkampf) machen ihnen Freude.

Sport:

In der Leichtathletik haben die Amputierten erstaunliche Leistungen erreicht. In Wettkämpfen 1945 in Flensburg-Muerwik wurden folgende Leistungen erzielt:

Beinamputierte	
50 m Hüpfen	9,1 Sek.
Hochsprung	1,50 m
Beinbehinderte	
Kugelstoß	13 m
Medizinballwurf	18 m
Schleuderballwurf	47 m

Die Armamputation behindert die Hochleistung stärker als erwartet werden sollte. So liegt die beste Leistung im

Weitsprung	4,65 m
100 m-Lauf bei	12,7 Sek.
Hochsprung	1,30 m
Kugelstoß	10,65 m
Medizinballwurf	13,00 m
Schleuderballwurf	32,00 m

Man sieht daraus, wie stark die leichtathletische Leistung durch die Armschwungbewegung beeinflußt ist.

Schwimmen

Beim Hüpfen auf den nassen Fliesen der Schwimmhalle habe ich nie einen Fall erlebt. Das ist erstaunlich, denn der gesunde Zweibeinige geht mit großer Vorsicht. Weder das Schwimmen noch das Wasserspringen bedarf einer besonderen Anleitung für den Schwimmkundigen. Die Umstellung auf die veränderte Bewegung durch das Fehlen eines Gliedes wird in diesem Medium viel leichter erreicht als die Anpassung an die veränderte Statik auf festem Boden.

Wasserspiele sind sehr beliebt, hierzu zählt das Wasserballspiel, evtl. nach vereinfachten Regeln, sowie im brusttiefen Wasser das Kämpfen und Tauchen.

Weitere Spiele im Wasser sind:

Entenjagd: Der Ente eine Schleife zu entreißen – ähnlich wie bei der Fuchsjagd, sie darf tauchen, die Verfolger nicht.

Schwarzer Mann: Analog dem Spiel auf dem Lande.

Jäger und Hund: Ähnliche Regel. Die Gejagten dürfen tauchen, ebenso wie die Hunde auch an Land gehen, dort aber nicht mehr als höchstens 10 Schritte laufen, sie müssen sofort ins Wasser zurück. (Das vorzüglich geleitete Frankfurter Versehrtenschwimmen versorgt unentgeltlich über 700 Versehrte.)

Rudern

Geeignet sowohl für Arm- wie Beinamputierte. Knie- und Hüftversteifte haben dagegen große Schwierigkeiten. Rudern im Rollsitz ist praktisch unmöglich. Daß Armamputierte nur im Riemenboot, nicht aber im Skullboot fahren können, ist selbstverständlich.

Sonderformen

A. Stoffwechselübungen

Unter diesem Namen werden Übungen zusammengefaßt, bei denen jeweils nur ein Gliedabschnitt beansprucht wird; dieser Teil wird ausgiebig bewegt; in langsamem Tempo beginnend, das aber jeweils bis zu möglichster Schnelligkeit gesteigert wird. Einige der Möglichkeiten:

1. Dorsal- und Volarflexion der Hände im Sekundentakt beginnend, etwa 15 bis 20 Bewegungen, bis zu größter Schnelligkeit gesteigert, ebenso dann
2. Fingerspreizen – Faustschluß.
3. Ellbogenbeugen – strecken.
   Diese Übung kann auch mit gleichzeitiger Pro- und Supination oder Faustschluß und -öffnen kombiniert werden.
4. Heben und Senken der Ferse und Fußspitze im Wechsel (im Sitzen).
5. Bei übergeschlagenen Beinen Heben und Senken der Fußspitze mit Zehenkrallen.
6. Hüft- und Kniebeugen mit Dorsalflexion des Fußes, Strecken mit Plantarflexion im Sitzen oder Liegen.
7. Aus- und Einwärtsrollen der Hüfte im Stehen oder Liegen usw.

B. Bettgymnastik

(Stoffwechselanregende Gruppenbehandlung bei Frakturen usw.)

Grundsätzlich nehmen alle Zimmerinsassen an den Übungen teil. Verbote und Beschränkungen müssen sorgfältig angeordnet sein.

Die Gymnastik wird nach Möglichkeit mit Musik (Ziehharmonika, evtl. Schallplatte) durchgeführt. Fenster geöffnet! Wenn nicht anders angegeben, jede Übung 10mal.

1. Faust öffnen und schließen.
2. 3 vertiefte Atemzüge.
3. Zehen krallen und spreizen.
4. Ellbogen beugen mit Handschluß – Strecken mit Fingerspreizen.
5. Tiefatmen mit fauchendem Ausatmen.
6. Beine ein- und auswärtsrollen.
7. Seitliche Rumpfbewegung.
8. Rechter Arm über den Kopf mit Tiefatmung, Senken des Armes mit Ausatmen 3mal im Wechsel mit links.
9. Hohes Armführen über dem Kopf und seitlich ab.
10. Hüft- und Kniebeugen eines Beines, Rotieren durch „Wedeln" des Unterschenkels nach innen und außen, kreisend über auswärts, abwärts. Bein wieder unter die Decke. 5mal im Wechsel mit links.
11. Sakkadierendes Einatmen, langes summendes Ausatmen.
12. Kopf und Schultern von der Unterlage abheben, 2mal drehen nach rechts und links und wieder senken. Im ganzen 5mal.
13. Großes Fußkreisen, nach innen und außen.
14. Tiefe Vollatmung: Brust – Flanken – Bauch, langsam ausatmen.

Die Zahl der angegebenen Bewegungen ist für den Normaltyp berechnet. In den ersten Tagen und bei alten Patienten wird die Zahl der Ausführungen oder auch der Übungen auf die Hälfte reduziert. Die Übungen selbst sollen nach flottem, frischem Kommando ausgeführt werden. Musik etwa Marschtempo.

C. Gruppenturnen

Hier folge ich zunächst dem Beispiel Böhlers und gebe es für den Schlüsselbeinbruch unter chirurgischer Behandlung mit der Schlüsselbeinschiene im Wortlaut seines Lehrbuches wieder:

1. Finger beider Hände im vollen Umfang öffnen und spreizen.
2. Daumen beider Hände in Hohlhand legen.
3. Finger beider Hände zur Faust schließen.
4. Beide Handgelenke in vollem Umfang strecken.
5. Beide Handgelenke in vollem Umfang beugen.
6. Beide Handgelenke in vollem Umfang kreisen.
7. Beide Vorderarme in vollem Umfang supinieren.
8. Beide Vorderarme in vollem Umfang pronieren.
9. Beide Ellbogen in vollem Umfang strecken.
10. Beide Ellbogen in vollem Umfang beugen.
11. Beide Arme bei gestrecktem Ellbogen senkrecht heben.
12. Beide Hände hinter den Kopf legen.
    (Die Ellbogen müssen dabei möglichst soweit nach rückwärts gehalten werden, daß beide Arme in der Stirnebene stehen [Außendrehung].)
13. Beide Arme auf den Rücken legen und mit den Fingern möglichst weit nach oben greifen (Innendrehung).
14. Mit beiden Händen nach vorn auf die gegenüberliegende Schulter greifen.

Diese Übungen, je einmal ausgeführt, lassen sich leicht in 15 Sekunden bewältigen, bemerkt Böhler in Abwehr der Äußerung, daß dem Arzt die Zeit für solche

Übungen mangele. Zur Kräftigung der Muskulatur werden diese Übungen unter Benutzung von Rollenzügen ausgeführt. Die Rolle in Schulterhöhe wird so gezogen, daß

1. der Körper
2. die verletzte Seite
3. der Rücken
4. die gesunde Seite

} zur Rolle gekehrt ist.

Durch 1. Übung wird der Arm 140° nach vorn bewegt.
2. Übung wird der Arm 140° seitwärts bewegt.
3. Übung wird der Arm 180–200° nach vorn bewegt.
4. Übung wird der Arm 180–200° seitwärts bewegt.

Übung 5. Der Arm wird bis zur Berührung mit dem Oberschenkel gesenkt. Die Gewichte steigen von 1 kg zu Beginn bis 5–10 kg je nach Kraft. Die Übungen werden 3mal täglich je 10mal ausgeführt.

Beim genagelten Schenkelhalsbruch wird am kranken Bein sofort mit Bewegungen der Zehen und des Sprunggelenkes begonnen. Nach einer Woche folgen Knieübungen im Kniebeugegestell, in dem das Heben des Unterschenkels zunächst mittels einer Schnur unterstützt wird. Jetzt auch bereits Hüftbewegung durch 10 Minuten flachlegen (Hüftstreckung) und Aufsetzen im Bett (Beugung). Ebenso Auswärtsdrehen und Spreizen beider Beine. Nach 14 Tagen läßt Böhler unter Zinkleimverband des Unterschenkels und Idealbinde für das Knie zur Verhinderung von Stasen am Gehbänkchen stehen und gehen, und erwartet nach 2 Monaten das Gehen ohne Stöcke. Beim Oberschenkelbruch im Extensionsverband werden ebenfalls von Anfang an Zehen und Sprunggelenk bewegt, die Oberschenkelmuskulatur frühzeitig mit Muskelmantelspannung geübt, das Hüftgelenk durch Aufsetzen und Flachlegen. Für die Übung des gesunden Beines empfiehlt Böhler den Ansinnschen Bergsteigeapparat (eine ansteigende Gleitschiene, auf der mit dem Fuß eine rollende Sohle – analog zum Rollsitz – bewegt wird).

Die jeweilige Ergänzung im Sinne Böhlers zu den Übungen der betreffenden erkrankten Extremität würde für den erwähnten Schlüsselbeinbruch für den Rumpf in der Gruppe der 10 Hockerübungen bestehen können, ergänzt durch die Fußgymnastik im Sitzen. Für den Oberschenkel bestünde die Ergänzung etwa in den Übungen der Bettgymnastik.

D. Atem- und Brustkorbgymnastik

Grundsätzlich muß unterschieden werden zwischen der Übung des Lungengewebes und der Übung der Brustkorbhaltung. Bei der eigentlichen Atemgymnastik unterscheiden wir die Brust-, Flanken- und Zwerchfellatmung. Übbar ist die Richtung der Bewegung, also als schlüsselbeinwärts, bauch- oder flankenwärts gerichtete Atmung, Tempo und Rhythmus. Soll wie bei Bettlägerigen nur die Durchlüftung der einzelnen Lungenteile erreicht werden, so ist das Vorgehen folgendermaßen:

Fenster auf!

Schlüsselbeinwärts tief einatmen – aus (3mal).
Einige Stoffwechselübungen, z. B. Faust schließen – öffnen (10mal).
Flankenatmung (3mal).
Fußheben und -senken (10mal).
Bauchtatmung (3mal).
Ellbogenbeugen mit Faustschluß, -strecken mit Handöffnen (10mal).

Bei den Atemübungen wird zweckmäßig die Hand des Behandlers an den Brustkorb bzw. Bauch gelegt und ein ganz leichter Widerstand gegeben.

Dadurch erreicht der Patient leichter die gewünschte Atemrichtung.

Am häufigsten ist beim Kranken die kurz angerissene, schlüsselbeinwärts gerichtete Atmung, die sich vor allem bei Kreislaufstörungen entwickelt. Sie wird bekämpft durch Bevorzugung der Zwerchfellatmung. Tempo und Rhythmus sind der Norm anzupassen. Das geschieht im wesentlichen durch die Art des Kommandos: z. B. „Einatmen... eiiins... zweiii... ausatmen".

Die Rhythmusregelung geschieht zunächst, indem durch Zählen die Zeitdauer für Ein- und Ausatmung und Pause bestimmt wird, z. B.

Einatmen:	eins	zwei	und			
	„aus"	zwei	drei	Pause		
	„eins"	zwei	und			
	„aus"	zwei	drei	Pause (usw.)		
Steigerung:	eins	zwei	drei	und		
	„aus"	zwei	drei	vier	fünf	Pause

„Und" bzw. „Pause" werden taktmäßig genau so lange gehalten wie die kommandierten Zahlen. Es soll aber nicht mehr ein- oder ausgeatmet werden.

Nach jeweils 3–5 Atemzügen erfolgt das Kommando: „nachatmen" oder „Atmen Sie, wie Sie wollen". Das ist notwendig, denn der Atemrhythmus ist so stark an das gesamtseelische Verhalten des Patienten gekoppelt, daß jeder Eingriff in den Atemablauf als ein Zwang empfunden wird, der bei empfindlichen Patienten bis zur Unerträglichkeit gesteigert werden kann.

Bei Emphysem wird die Ausatmung verlängert. Kommandomäßig kann bei Einatmung auf zwei Zeiten, die Ausatmung auf 10, 12 und mehr verlängert werden. Die Starre des Brustkorbes wird bekämpft durch sakkadierendes Ausatmen. Auf jede Zeit werden zwei, drei oder vier kurze Ausatmungsstöße gemacht. Ähnlich ist die Wirkung des summenden Ausatmens oder des Ausatmens auf Vokale. Sie ist also wie die Vibration detonisierend. Auch die Einatmung kann sakkadierend gestaltet werden.

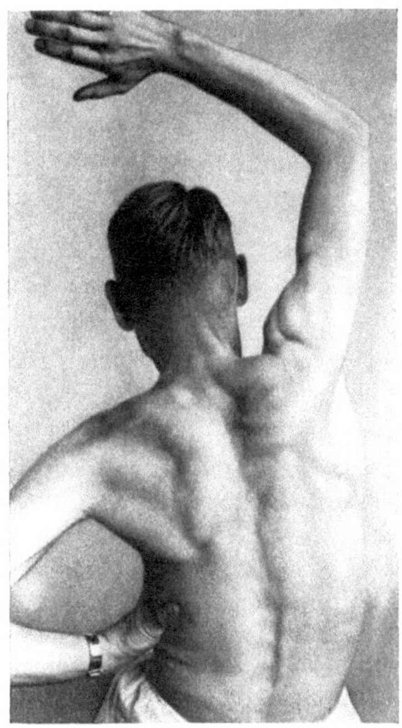

Abb. 21. Einseitige Atemübung

Brustkorbgymnastik

Der flache Brustkorb wird durch Widerstände gegen die Einatmung geübt. Der Widerstand kann mit der Hand gegeben sein, mit Gewichten auf dem Brustkorb oder mittels der umgewikkelten Paragummibinde. Die Einatmungsstellung soll jeweils durch einige Sekunden gehalten sein. Auch Schwimmen, Ringen und Geräteturnen sind zur Brustkorbumgestaltung sehr geeignet und für den Behandelten lustiger als die Zweckgymnastik des Atmens.

Die Starre des Brustkorbes durch interkostalen Hypertonus wird mit sakkadierender Atmung bekämpft. Die Brustkorbübungen können auch einseitig angesetzt werden, in dem die gesunde Seite durch die fest eindrückende Hand komprimiert und der Rumpf nach dieser Seite gebeugt wird (Abb. 21). Der Arm der kranken Seite wird entweder gehoben oder die Hand auf den Beckenrand gestützt, so daß die Brustkorbseite vom Druck des Schultergürtels entlastet wird. Wird gleichzeitig der Rumpf etwas nach vorn geneigt, so werden mehr die hinteren, wird er nach hinten geneigt, werden die vorderen Brustkorbpartien gedehnt.

E. Schüttelungen

Ein Gliedmaßenabschnitt wird vom Behandler so gefaßt, daß der Patient diesen möglichst entspannt halten kann. Nun wird das Glied in rhythmische Schwingungen versetzt, deren Tempo bei langsamen Schwingungen 1–2 je Sekunde beträgt. Gelegentlich werden auch schnelle Schüttelungen mit einer Schwingungszahl mit 6–7 je Sekunde ausgeführt. Tempo und Bewegungsgröße sind abhängig von der zu bewegenden Masse und ihrer Länge. Es muß erreicht werden, daß der Patient sich der Schüttelung völlig entspannt hingibt, die Muskulatur also genau wie ein lebloses elastisches Band hin und her geschwungen wird. Anfänglich sperrt der Patient sich vielfach gegen die Bewegung, bei längerem Schütteln im Sinne einer echten Sinuskurve pflegt er dann aber genügend zu entspannen. Die Methode wird vorwiegend bei breiten muskulären hypertonischen Bezirken angewandt und pflegt hier der Vibration überlegen zu sein.

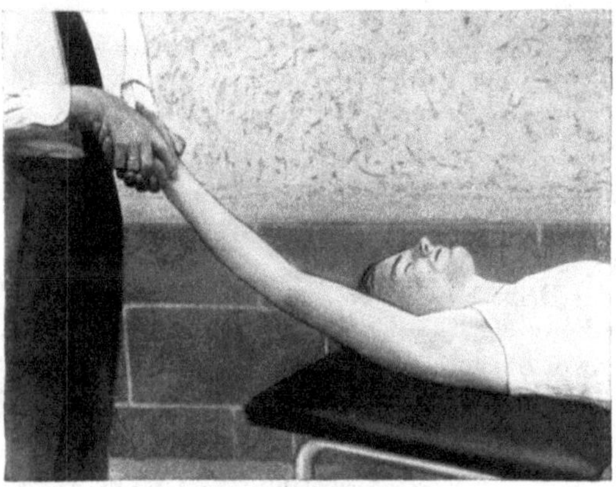

Abb. 22. Pectoralisschüttelung

Das physiologische Prinzip der Entspannung beruht wohl auf der geringen Längenveränderung des Muskels in rhythmischem Wechsel. Das Prinzip ist demnach dasselbe wie bei der detonisierenden Wirkung der Vibration. Die Schüttelungen können auch als Dehnschüttelungen gemacht werden. Dann finden sie in der Längsrichtung des Muskels statt und dürfen die Grenze des muskulären oder bindegewebigen Dehnwiderstandes nur eben überschreiten. Die Dehnschüttelung eignet sich für die muskuläre und auch für die bindegewebige Kontraktur. Ein System der Schüttelungen gibt die Möglichkeit, praktisch die gesamte Skelettmuskulatur zu erfassen. Einige derselben sind:

1. Schulterblattschüttelung mit Trapeziusdehnung: Eine Hand des Behandlers faßt den rechtwinklig seitwärts erhobenen Oberarm des Patienten in Ellbogennähe, die andere in Achselnähe und schiebt Oberarm und damit Schulterblatt in Richtung auf die Wirbelsäule und zieht wenige Zentimeter wieder zurück im rhythmischen Wechsel. Durch leichtes Heben oder Senken des Oberarmes kann die Wirkung auf die Fasern des Musculus trapezius verschiedener Höhenlage eingestellt werden. Durch verstärkten Zug entsteht eine Dehnschüttelung. Es ist möglich, einen isolierten Strang

des Musculus trapezius, in gleicher Weise auch des Musculus rhomboides zu erfassen.

2. Musculus pectoralis, Musculus latissimus und die subskapulare Muskelgruppe wird bei liegendem Patienten geschüttelt, indem der Behandler den im Ellbogen abgewinkelten Arm bzw. Hand faßt und von hier aus den Oberarm bis zur Dehngrenze der genannten Muskeln pendeln läßt (Abb. 22).

F. Medizinballgymnastik als Partner- und Gruppenübung

Es werden Bälle von 3 kg, 2 kg oder 1 kg verwandt. Der gebräuchlichste ist der 3 kg schwere Ball von 35 cm Durchmesser. Die Arbeit mit dem Ball ist geeignet zur Kräftigung und Schmeidigung von Rumpf und Schultergürtel. Vor allem gibt er die Gelegenheit zu ausgiebigen Torsionsbewegungen. Der Ball kann gestoßen und geworfen werden.

Die Entfernung der Partner voneinander richtet sich nach der Kraft der Werfenden. Das Fangen durch den Partner sollte zunächst mit geschlossenen Fäusten zwischen den Unterarmen geschehen. Ungeübte und Ängstliche strecken dem Ball die Finger entgegen. Dabei kann es zu Distorsionen und Luxationen der Finger kommen. Grundsätzlich wird also die Wucht des Wurfes von den Unterarmen abgefangen. Durch federndes Nachgeben in der Richtung des Wurfes wird die Wucht des Anpralles gemildert (Abb. 23).

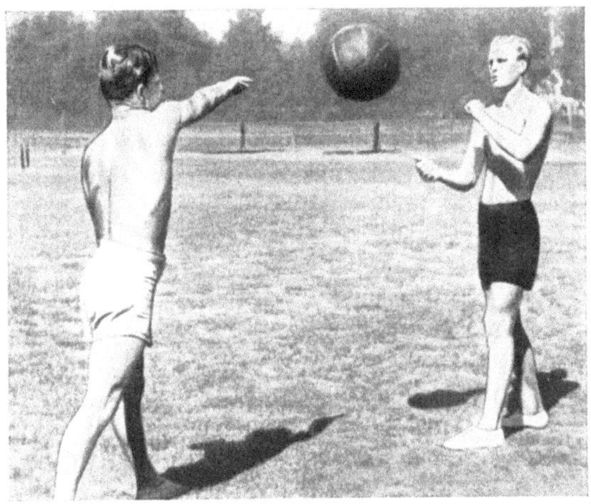

Abb. 23. Einarmiger Stoß
Fang mit geschlossenen Fäusten

I. Stoßwürfe

1. Stoß beidarmig, Grätschstellung. Ball in Beugehaltung der Arme dicht vor der Brust. Stoß vorwärts – aufwärts oder waagerecht zum Partner.
2. Stoß einarmig. Kugelstoßhaltung. Stoßarm waagerecht. Handfläche auswärts. Kräftige Rumpfdrehbewegung im Abstoß.

II. Würfe

1. Ball beidarmig über den Kopf erheben und zum Partner abwerfen.
2. Ball und Arme zwischen die Beine senken. Abwurf vorwärts – aufwärts.

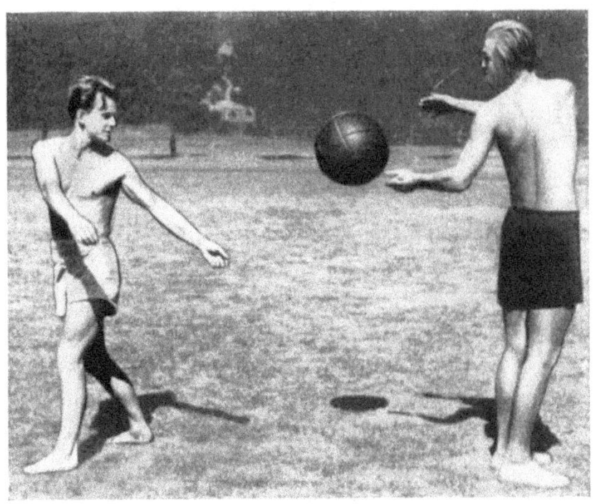

Abb. 24

3. Ball mit beiden Armen von seitwärts nach vorwärts werfen.
4. Werfer mit Rücken zum Partner. Wurf von der Vorheb- über die Seithebhalte nach hinten (Abb. 24). Dasselbe rückwärts über den Kopf.
5. Ausgangsstellung wie 4.
Nach kräftigem Hochheben des Balles tiefes Senken und Werfen zwischen den Beinen durch zum Partner.
6. Werfer Rücken an Rücken (kurzer Zwischenraum). Wurf wie 4. Der Partner fängt in Seitrückdrehung und wirft mit Drehung nach der anderen Seite zurück. Stehen die beiden direkt Rücken an Rücken, kann der Ball auch gereicht statt geworfen werden. Drehen die beiden sich in verschiedener Richtung, also der Erste nach rechts, der Partner nach links, so wandert der Ball im Kreis um die Partnergruppe. Drehen beide die gleiche Schulter, so wandert der Ball in Achterform zwischen beiden durch. Die Drillung im Rumpf ist stärker.
7. Wurf einarmig (wie Übung 3).

III. Wurf und Stoß aus anderen Ausgangsstellungen

1. Sitz.
Ausführbar sind die geraden und die seitlichen Stöße, der Wurf über den Kopf und die ein- oder beidarmigen Würfe vorwärts, sowie die Würfe nach hinten, Rücken gegen Rücken.
2. Rückenlage.
   a) Ball vor der Brust. Aufrichten zum Sitz und Stoß.
   b) Der Ball kann auch im Liegen über den Kopf gehoben sein. Er wird in der ersten Phase vor die Brust gezogen, in der zweiten Phase folgt rasches Aufrichten und Abwerfen (etwas leichter).
   c) Dasselbe als Wurf, Ausgangsstellung wie IIIb. Aufrichten zum Sitz und Abwurf nach vorn. Auch diese Übung ist praktisch zweiphasig. 1. Hochreißen des Balles, 2. Aufrichten des Rumpfes (man zieht sich gewissermaßen am Ball in die Höhe) und Abwurf (Abb. 25).
3. Bauchlage.
Unter starkem Aufbäumen
   a) Stoß vorwärts, aufwärts, der Partner fängt den Ball gebückt stehend oder liegend. Aus gleicher Stellung zurückgeben.
   b) Würfe seitwärts, rückwärts. Der Partner kann nur stehend den Ball in Empfang nehmen und wirft bzw. empfängt um den Werfenden herumschreitend und damit den Werfer zwingend, die verschiedensten möglichen Rumpfhaltungen anzunehmen (Abb. 26).

G. Medizinballspiele

1. Kreisspiele

a) Der Ball wandert mit Stoß oder Wurf vom einen zum anderen.
b) Zwei Bälle wandern je mit Überspringung eines Partners im Wettlauf um den Kreis. Die Partei hat gewonnen, deren Ball den anderen überholt. Variation: Jeder Fänger hat vor seinem Abwurf den Kreis einmal zu umlaufen evtl. gegen die Wanderrichtung des Balles.
c) Der von Mann zu Mann geworfene Ball wird von einem außen laufenden Mitspieler abzufangen gesucht. Der Ball darf die Richtung ändern, aber keinen Spieler überspringen. Variation: Der Kreis steht mit dem Gesicht auswärts. Der Ball wandert außen, der Laufende ist innen.

d) Ein im Kreis befindlicher Spieler versucht den Ball, der dem Nachbarn oder einem beliebigen Spieler im Kreis zugeworfen oder -gerollt wird, abzufangen. Der Inhaber des Balles darf ihn auch hinter seinem Rücken abwerfen, sofern der Ball hierbei nur innerhalb des Kreises von einem Mitspieler in Empfang genommen wird.

e) Ein im Kreis Befindlicher muß von den Mitspielern abgeworfen werden. Er weicht aus oder darf den Ball fangen. Fängt er ihn, so wirft er ihn einem Spieler im Kreis zu, läßt er ihn fallen, so löst der Abwerfende ihn ab.

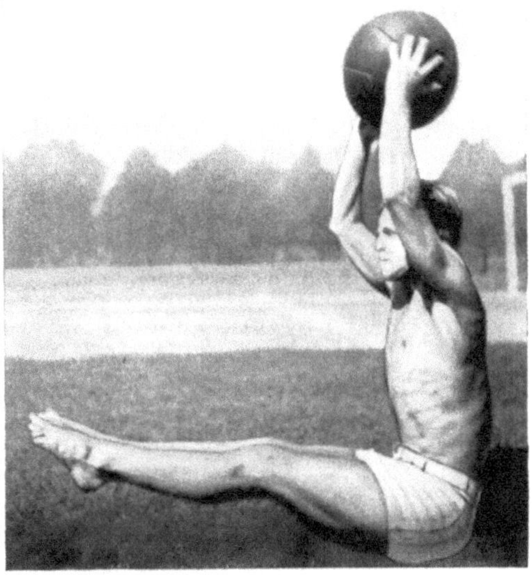

Abb. 25. Bauchmuskelübung

2. Staffetten

a) Aufstellung in 2 Reihen.
Der Ball wandert über die Köpfe von einem zum anderen, der letzte trägt ihn nach vorn.

b) Der Ball wandert zwischen den Beinen.

c) Beim ersten über den Kopf, beim zweiten zwischen den Beinen, immer im Wechsel.

d) Im Sitz in Reihe:
Der Ball wandert über die Köpfe.

e) Sitz in Linie:
Der Ball wandert unter den erhobenen Beinen durch oder im Wechsel unter und über den Beinen.

f) 2 Linien sitzen oder stehen sich gegenüber. Die Ungeraden der ersten und die Geraden der zweiten bilden eine Mannschaft. Der Ball fliegt hin und her. Es können besondere Stoß- und Wurfarten angeordnet werden.

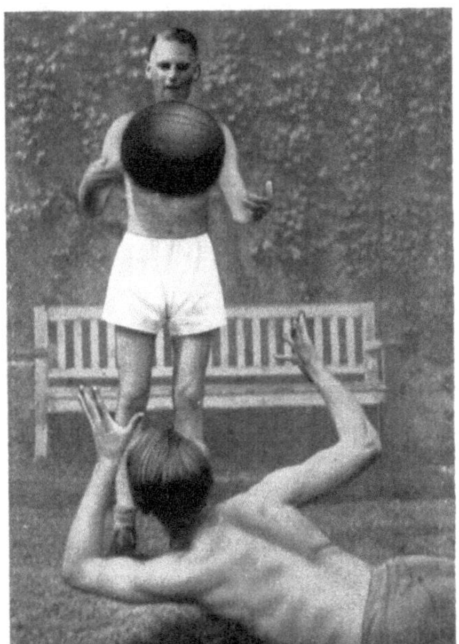

Abb. 26. Rückenübung

H. Fußbehandlung

Die Schmerzen bei funktionellen Störungen des Fußes infolge des unphysiologischen dauernden Stehens auf harten Böden, im glatten Schuh erfordern außerordentlich häufig das ärztliche Eingreifen. Sie lassen sich im allgemeinen besser als mit der Einlage durch ein Übungssystem bekämpfen, denn die Ursache liegt anscheinend in der Bildung von Myogelosen und Hypertonus in der das Gewölbe haltenden Muskulatur. Die wesentlichen Übungen sind das Krallen der Zehen, das Verkürzen des Längsgewölbes und das Heben des Fußinnenrandes. Einfachste Formel hierfür:

Erste Übung

Beim liegenden Patienten werden die beiden Zeigefinger des Behandlers an die Beugeflächen der ersten und zweiten bzw. dritten bis fünften Zehe gelegt und die Zehenkrallung und gleichzeitig Längsgewölbebildung gegen großen Widerstand ausgeführt.

Zweite Übung

Supination des Fußes. Die Hand des Behandlers umfaßt die Fußsohle, die Finger liegen auf dem Dorsum der großen Zehe als starker Widerstand gegen die Supination.

Dritte Übung

Heben und Senken des Fußes im oberen Sprunggelenk. Die Hand des Behandlers umgreift beim Heben den Fußrist. Daumen oder Handfläche werden beim Senken gegen die Fußsohle gepreßt. Die Widerstände sollen auch hierbei sehr groß sein. Jede Bewegung 5mal.

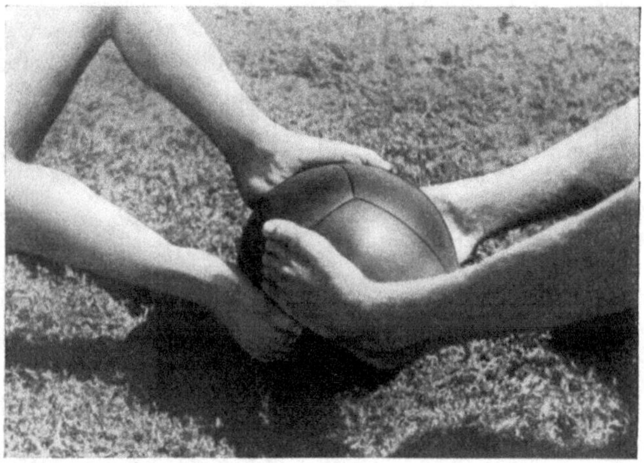

Abb. 27

Gruppenübungen

A. Im Sitzen mit geschlossenen, unbekleideten Füßen

1. Fersenheben und -senken.
2. Fußspitzen heben und senken.
3. Fersenheben, seitlich abstellen und zurück.
4. Spitzen heben, seitlich geöffnet abstellen und zurück.
5. Fersen heben und gemeinsam nach links abstellen, Spitzen nach links, Fersen nach links und zurück. (In der Erfindung weiterer Übungsmöglichkeiten sind der Phantasie keine Schranken gesetzt.)
6. Greifen kleiner Gegenstände mit den Zehen. Besonders geeignet Radiergummi, Papierbällchen, Kiefernzapfen.
7. Werfen dieser Gegenstände.
8. Umfassen des mittelgroßen oder großen Balles mit Anpressen der ganzen Fußsohlen. Heben, Weiterreichen, Drehen oder Werfen des Balles (Abb. 27).

9. Zusammenfalten von Decken oder Zeitungspapier mit den Zehen.
10. Mit übergeschlagenem Bein Fußkreisen nach innen und außen, nach rechts und links.
11. Knie und Fuß strecken, Knie und Fuß anziehen (beugen).

Alle Übungen werden 6–10mal ausgeführt.

B. Übungen im Stehen und Gehen

1. Heben auf Ballen und Ferse im Wechsel } (je 4 oder 8 Schritte).
2. Gehen auf Ballen und Ferse im Wechsel } (je 4 oder 8 Schritte).
3. Gehen mit kleinen Schritten so, daß das Längsgewölbe sich über die große Zehe des anderen Fußes legt.
4. Gehen mit Belastung der Außenkante des Fußes und leicht einwärts gestellter Fußspitze. Die Großzehe muß den Boden berühren (um das Umknicken des äußeren Knöchels zu verhindern).
5. Dasselbe mit gebeugten Knien (Indianerschleichgang).
6. Dasselbe in raschem Tempo mit deutlichem Abstoßen der Zehen.
   Wenn gruppenmäßig das Gehen im Kreis geübt wird, empfiehlt es sich, von Zeit zu Zeit Richtungswechsel zu machen.
7. Sprung- und Hüpfübungen am Ort.
8. Dasselbe bei breitgestellten Beinen von einem zum anderen Fuß, mit einwärtsgestellter Fußspitze.

J. Hockergymnastik

Sie ist von uns erdacht zur Schmeidigung der Lendenwirbelsäule, deren Bewegung bei anderen Formen der Gymnastik ausgewichen werden kann. Die Fixierung der Sitzknorren zwingt zur Bewegung in der Lendenwirbelsäule selbst, wenn stärkeres Vor- und Rückneigen des Rumpfes vermieden wird. Lumbago, lumbale Discushernie, statische Kreuzschmerzen, Wirbelbrüche und anderes mehr sind Indikationsgebiete.

1. Beckenkippen und aufrichten.
   Auf der Vorderkante von Stuhl oder Hocker sitzend, wird die Lendenwirbelsäule im Wechsel hohl und rund gemacht. Das Gefühl hierzu kann leichter erzogen werden, wenn der Behandler seine Hand mit Druck auf die Wirbelsäule legt und gegen diesen Widerstand kyphosieren läßt. Die stärkere Mitbewegung des Oberkörpers muß durch Fixierung der Schulter oder Auflegen des Armes des Patienten auf eine Stuhllehne verhindert werden. Diese Grundübung wird zunächst in kleinen, allmählich in größeren Bewegungsausmaßen geübt (Abb. 28/29). Erst nach Beherrschung kann folgendermaßen variiert werden:
2. Beckenkippen (Lordose) mit Arm-vor-hoch-Schwingen, Becken aufrichten und Arm senken (Abb. 30).
3. Becken aufrichten mit Heben eines Knies. Beck enkippen mit Senken des Knies.
4. Beckenkippen mit Armhochschwung, tiefes Rumpfsenken mit Armabschwung, Aufrichten mit Armhochschwung, Arme ab (Becken aufrichten).
5. Arme in Schlaghalte, Rumpfdrehen nach rechts und links.
6. Lupfen des rechten und linken Sitzknorrens im Wechsel (mit Seitbiegung in der Lendenwirbelsäule).
7. Beide Arme vorschwingen (Beckenkippen).
   Beide Arme nach links schwingen (Becken aufrichten).
   Arme vorschwingen.
   Arme ab.

8. Becken aufrichten mit Bauchpressen und Abheben vom Sitz (Abb. 31). Rückfallenlassen mit Beckenkippen.
9. Anreißen beider Knie gleichzeitig und wieder absetzen.
10. Hochschwingen der Arme. Ruckhaftes Niederreißen der geballten Fäuste.

Die drei letzten Übungen wirken tonisierend; die ersten detonisierend.

K. Kriechübungen nach KLAPP

Außer in der Skoliosenbekämpfung findet das Kriechen Anwendung bei Verletzungen der Wirbelsäule, beim Scheuermann, in der Behandlung der Bandscheibenschäden u.a.m. Das Wesen dieser Behandlung ist die Aufhängung der Wirbelsäule zwischen den beiden Unterstützungsgürteln, also die Druckentlastung in der Längsrichtung. Diese erleichtert das Üben in bestimmten Abschnitten der Wirbelsäule. Die Seitbewegung in der Lendenwirbelsäule ist erleichtert in der Lordose, während die Kyphose mit der Anspannung der dorsalen Muskeln und Bänder die Seitbewegung behindert. Ebenso ist für die Brustwirbelsäule die Streckhaltung begünstigend für die Seitbewegung. Die Streckhaltung ist erleichtert bei Senken des Schultergürtels, dem sog. „Tiefkriechen". Da in dieser Haltung die Lendenwirbelsäule kyphosiert werden muß und seitbewegungsbehindert ist, ist eine isolierte Übung im Brustteil möglich und wird auch vom Patienten leichter empfunden. Je höher die Umbiegung erfolgen soll, um so tiefer muß der Schultergürtel gesenkt werden. Die dabei notwendige Hebung des Kopfes in den Nacken begünstigt die Streckung der Brustwirbelsäule. Seitbewegungen der Lendenwirbelsäule werden im sog. „Steilkriechen" ausgeführt (siehe später). Bewegungen im Mittelabschnitt behandelt man in horizontaler Lage. Die Klappschen Kriechübungen waren als Skoliosentherapie angegeben. Bei dieser werden eine oder mehrere seitliche Abbiegungen durch sog. asymmetrische Bewegungen bekämpft. Hier sollen nur symmetrische Übungen beschrieben werden, da die rein orthopädische Behandlung in diesem Buch keinen Platz hat. Nur bei den Skoliosen der Rippenresezierten müßten sie sinngemäß asymmetrisch ausgeführt werden.

Einige der gebräuchlichsten Übungen des Kriechens

1. Vierfüßlergang
   Die Ausgangsstellung für alle Kriechübungen ist der Vierfüßlerstand (Abb. 32). Die Wirbelsäule hängt in Ruhelage zwischen den senkrechtstehenden Armen bzw. Oberschenkeln. Hände, Knie und Zehen sind durch Filzkappen geschützt. Es wird unter leichter Schwingung der Wirbelsäule im Kreuzgang auf Händen und Knien vorwärts gegangen. Der Kopf schwingt etwas stärker mit, als das beim Tier beobachtet wird, nach der Seite des vorgeschobenen Knies und der zurückbleibenden Schulter. Die Wirbelsäule macht dabei einen konvexen Totalbogen, das vorgesetzte Knie soll stets geradeaus, d.h. innen neben die Hand derselben Seite gesetzt werden. Das Becken soll waagerecht bleiben.
   In langsam zügiger Ausführung kann die Übung zur Muskelkräftigung dienen. Im allgemeinen aber ist es die Ausruhübung, die in flüssiger, schwunghafter Ausführung den Rumpf schmeidigt. Ausführungskommando: „Bewegt euch nach links – rechts."
2. Horizontalkriechen mit Armschwingen
   Rechtes Knie vorsetzen, linken Arm kräftig über seitwärts nach vorn schwingen und ohne Unterbrechung der Bewegung schräg vorwärts aufsetzen usw.
   Kommando: „Übt mit Schwung und – Schwung."

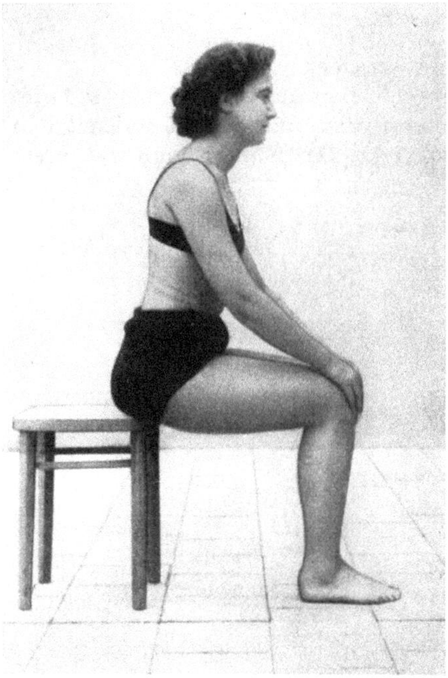

Abb. 28
Beckenkippen mit Lordose der LWS

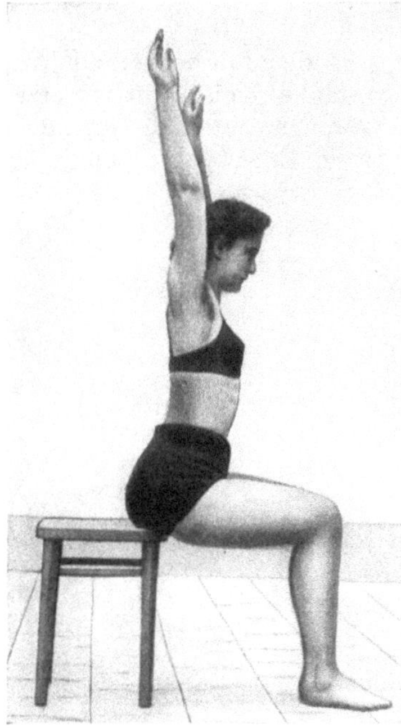

Abb. 30
Beckenkippen mit Armschwung

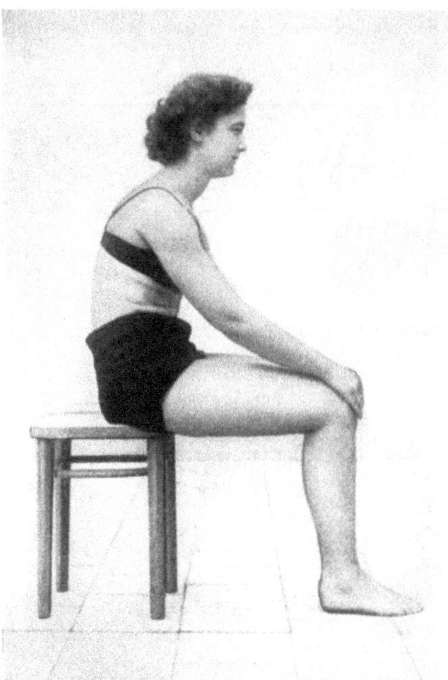

Abb. 29
Beckenaufrichten mit Kyphose der LWS

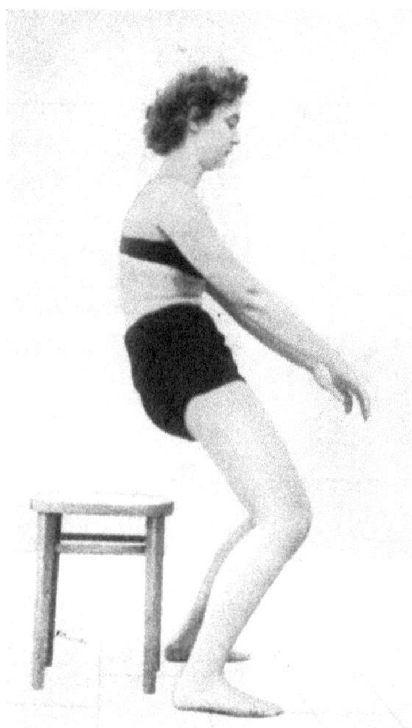

Abb. 31. Beckenaufrichten mit Bauchpressen und Abheben vom Sitz

3. Horizontalkriechen mit Armschlagen und Beinstrecken (Abb. 33)
Linkes Knie leicht vorsetzen. Rechter Arm schwingt über rückwärts – seitwärts waagerecht nach vorn, rechtes Knie wird gestreckt, während die Fußspitze auf der Erde bleibt. Linker Arm leicht eingeknickt. Der Rücken muß waagerecht

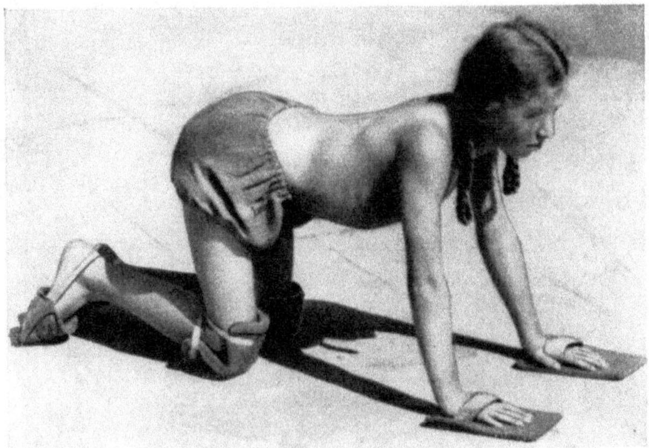

Abb. 32. Vierfüßlerstand

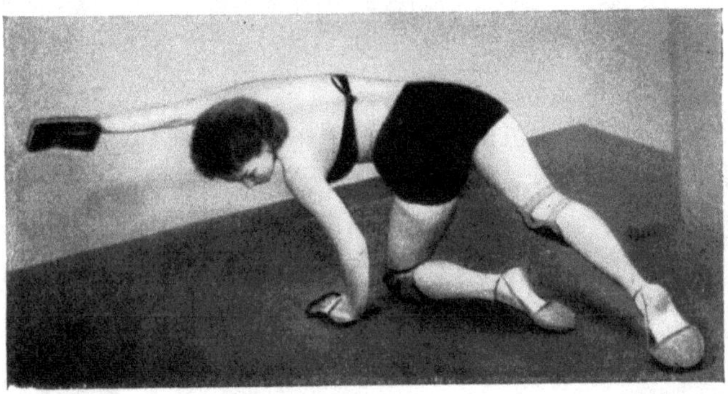

Abb. 33. Horizontalkriechen mit Armschlagen und Beinstrecken

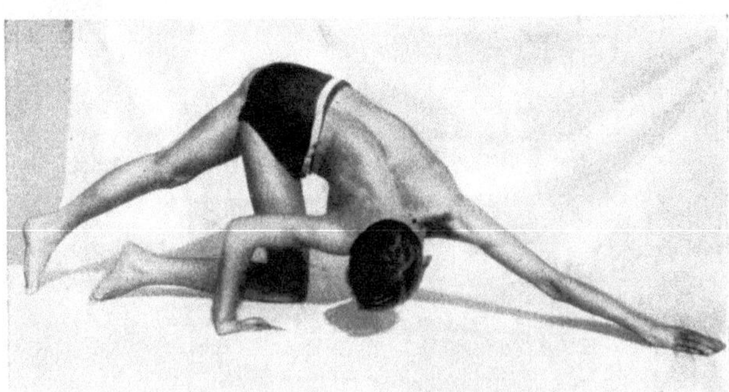

Abb. 34. Tiefkriechen

bleiben. Der Blick ist nach der linken Fußspitze gerichtet. Kurzer Halt. Absetzen der nach vorn gestreckten Hand und Gegenbewegung.
Kommando: „Übt mit – Schlag und – Schlag."

4. Halbtiefkriechen
Durch halbes Einbeugen der Arme wird ein Tiefkriechstand eingenommen. Aus dieser Haltung ist die Übung und Ausführung die gleiche wie Nr. 3.

5. Tiefkriechen mit gebeugten Armen
Die Ausführung wie Vierfüßlergang, nur daß die Hände weiter auseinanderzusetzen und der Rumpf entsprechend zu senken ist.

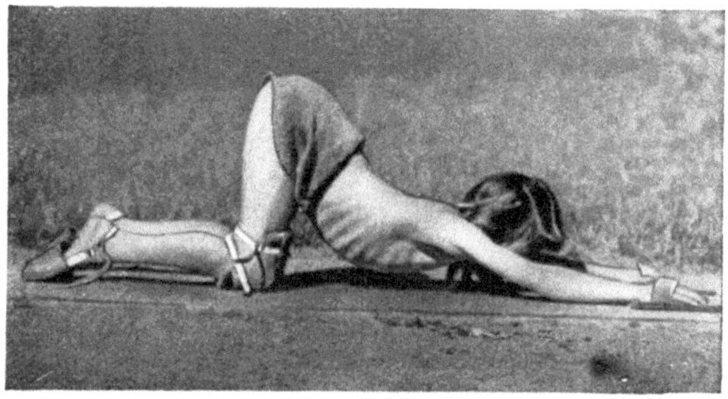

Abb. 35. Rutschen

6. Rutschen
Die Arme werden gestreckt nach vorn geschoben, der Kopf erhoben. Oberschenkel senkrecht, damit wird der Rükken im Brustteil gestreckt. Während die Hände langsam vorwärts rutschen, werden die Knie in kleinen Schritten nachgezogen. Durch leichtes Seitstellen der Hände kann das Senken des Rumpfes und damit die Streckung der Wirbelsäule noch etwas verstärkt werden.

7. Tiefkriechen mit gebeugten Armen und Durchziehen
Ausgangsstellung: Tiefer Vierfüßlerstand. Beide Hände gleichzeitig vorschieben, dann linkes Knie vorschieben, Oberkörper durch die Tiefhalte nach vorn ziehen, Kopf gut in den Nacken gedrückt und Gegenbewegung. Kommando: „Hände, Knie und – durchziehen."

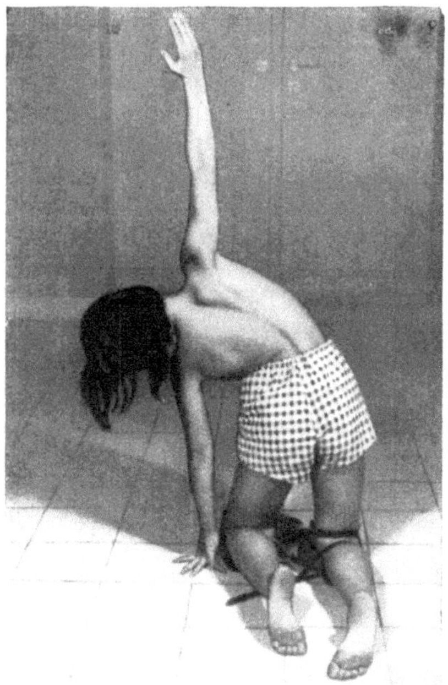

Abb. 35. Steilkriechen

8. Häschensprung
Ausgangsstellung wie beim Rutschen. Aufrichten zum Kniestand mit hochgestreckten Armen. Wieder Fallenlassen zur Ausgangsstellung. Sprung mit den Knien zwischen die Hände und wieder vorstrecken der Arme zur Rutschstellung.
Kommando: „Hoch – Tief – Sprung und – vor."

9. Steilkriechen
Der rechte Arm schwingt rückwärts-aufwärts. Rumpf und Kopf sind etwas rückwärts und nach links gerichtet, linker Arm gestreckt evtl. nur noch mit den Fingerspitzen den Boden berührend. Linkes Knie einwärts der linken Hand, das rechte Knie bleibt am Boden oder kann auch gestreckt werden.

L. Zielübungen für Koordinationsgestörte

Die Grundidee der alten Frenkel-Heidenschen Übungen, der Neubahnung durch dauernde Wiederkehr der gleichen Bewegung, hat sich bewährt. Einige solcher Übungen seien genannt.

Im Sitzen

1. Mit der Fußspitze gegen eine mit Kreide bezeichnete Stelle der Wand oder des Tisches tippen. Als Ersatz für das Frenkelsche „Amphitheater" (auf einem Kreisbogen aufgestellte Keulen verschiedener Höhe).

2. Für die Arme ist eleganter ein „Flaschenklavier". Auf die Tonleiter abgestimmte hängende Flaschen werden mit einem Klöppel angeschlagen. Die verschiedenen Melodien verlangen immer wiederkehrende Bewegungsgrößen.

3. Vom Behandler vor dem Patienten ausgeführte langsame Kreise mit der Hand sind von seiner Hand nachzufahren. Wechsel zwischen Größe und Richtung des Kreises. Achtertouren u.dgl. bringen die nötigen Variationen.

Im Gehen

Grundübung ist das Gehen auf den vorgezeichneten Fußtapfen. Das Muster wird einfach hergestellt, indem der Behandler mit nassen oder mehlbestaubten Sohlen die Strecke vorgeht und seine Markierungen mit Kreide umrandet. Variation: Schritt links, rechts beiziehen, Seitstellschritt, Fuß anziehen, Schritt vor, links anziehen – seit – heran – vor. (Durch das Seitstellen wird die Unsicherheit gemildert.)

Alle Übungen, die durch längere Zeit zu machen sind, werden durch Musik unterstützt, die ablenkt und automatisiert. Bei den Spastikern ist es notwendig, über den toten Punkt hinweg zu üben, der nach etwa 10–12 Minuten gleichmäßigen Gehens aufzutreten pflegt. Spasmen werden im allgemeinen leichter überwunden, bei Zumutung grober Bewegungen und großer Widerstände. Auch wirkt die Anordnung rascher energischer Bewegungen für spastische Muskeln im allgemeinen spasmuslindernd. Der Spastiker, der nunmehr aus der Not eine Tugend machen kann, fühlt sich erleichtert, das geforderte Ziel zu erreichen. Zum Beispiel Boxen gegen den Punchingball, treten gegen einen aufgehängten, vor dem Fuß befindlichen Fußball.

Literaturverzeichnis

(Einige für das Studium der Bewegungstherapie lesenswerte Monographien)

Becker, Erna, Skoliosen- und Diskopathienbehandlung. Nach Dr. v. Niederhöffer. Fischer, Stuttgart. 1953

Beyer, W., Körperbehinderte und Leibesübungen. Verlag Nölke, Hamburg. 1946

Diem, Liselott, Spielend helfen. Fußgymnastik des Kindes. Maunz und Lange, Göttingen. 1951

Dittrich, R., Die Atembewegungen der Norm und Fehlform. Enke, Stuttgart. 1937

Drobil, R., Die aktive Bewegungstherapie. Maudrich, Wien. 1945

Forstreuter, H., Gymnastik, Körperschule ohne Gerät. Limpert, Frankfurt. 1950

Gläser und Dalicho, Segmentmassage. Thieme, Leipzig. 1952

Hoffa-Gocht-Storck, Technik der Massage. Enke, Stuttgart. 1937

Hohmann-Stumpf, Orthopädische Gymnastik. Thieme, Stuttgart. 1951

Kibler, M., Segment-Therapie. Hippokrates-Verlag. 1951

Kirchberg, Franz, Handbuch der Massage und Heilgymnastik. Thieme, Leipzig. 1926

Klapp, Bernhard, Das Klappsche Kriechverfahren. Thieme, Stuttgart. 1952

Kohlrausch-Leube, Lehrbuch der Krankengymnastik bei inneren Erkrankungen. G. Fischer, Jena. 1948

Kohlrausch-Leube, Hockergymnastik. Fischer, Jena und Stuttgart. 1953

Lange, M., Die Muskelhärten (Myogelosen). Lehmann, München. 1931

Lange, M., Der Muskelrheumatismus. Steinkopff, Dresden. 1939

Leube und Dicke, Massage reflektorischer Zonen im Bindegewebe. Fischer, Jena und Stuttgart. 1951

Lorenzen, H., Leibesübungen mit Körperbeschädigten. Thieme, Stuttgart. Bd. I 1951, Bd. II 1953

Matthias, E., Lehrbuch der Heilgymnastik. Lehmann, München, 1937

v. Mülmann, Asta, Die Übungsbehandlung bei Kontrakturen. Pflaum, München. 1953

Niederhöffer, Die Behandlung der Rückgratverkrümmung. Staude, Osterwieck. 1942

Port, K., Das Wesen der schwedischen Massage. Enke, Stuttgart. 1939

v. Puttkamer, J., Organbeeinflussung durch Massage. Haug, Berlin. 1948

Riesser, O., Muskelpharmakologie. Huber, Bern. 1948

Scharll, M., Fußgymnastik mit Kindern. Thieme, Stuttgart. 1951

Thomsen, Lehrbuch der Massage und manuellen Gymnastik. Thieme, Stuttgart. 1949

Trumpp, Aktive Bewegungstherapie bei inneren Krankheiten. Hippokrates-Verlag. 1950

Segmentale Zonen in Muskulatur und Bindegewebe (Dr. Kohlrausch, Krankengymnastik in der Chirurgie)

Organ	Hypertone Muskelzone	Muskuläre Maximalpunkte	Hauptsächlichste Bindegewebszonen
Tonsillen	M. scaleni, M. splenius capitis		Partie vor und hinter dem Ohr, im Spatium parotidicum und submaxillare
Zähne	M. scaleni, Masseter, mimische Muskeln; vorwiegend unterhalb des Os zygomaticum		Partie vor und hinter dem Ohr, im Spatium parotidicum und submaxillare und Partie unter dem Os zygomaticum
Kopfschmerz a) Trigemius I	M. orbicularis oculi, M. frontalis, M. auriculo frontalis, M. temporalis		Partie über Augenbraue, Stirnpartie, ges. Galea aponeurotica mit Bevorzugung der Haaransatzgrenze sowie der Scheitellinie, Partie über dem Nackenband, der Ansatzlinie des M. splenius entsprechend, eine Eindellung von C 6– T1 zum äußeren Ende der Schulterblattgräte ziehend, handbreite Quellzone über dem lumbalen Teil des Erector trunci mit unterer Begrenzung in Höhe LWD 2–4
Trigemius II	Masseter, buccinator, zygomaticus		
Trigemius III	Masseter, buccinator, M. quadratus labii, mentalis		
b) Occipitalneuralgie	Occipitalis, M. splenius, M. semispinalis (tiefe Nackenmuskeln bis Gegend WBD 4)		
Kopfschmerzen, allgemein	M. scaleni, obere Partie des Trapezius, M. rhomboides minor, vielfach kostale Ansätze des M. iliocostalis und z. T. spinale Ansätze des M. semispinalis		Maximalzonen Induration in T 3–5 beiderseits der Dornfortsätze, Einziehung über T 8–9. dem Rippenrande folgend oder rhombusförmige Einziehung in T 8–12 neben den Dornfortsätzen. Weitere Maximalpunkte am äußeren Schulterblattwinkel unterhalb der Gräte, in der Achselhöhle, am inneren und äußeren Schlüsselbeinrand
		Brustorgane	
Trachea		Schräg abwärts ziehender Strang von 5 cm Länge und ½ cm Breite im Trapezius vom VI. bzw. VII. CWD zum inneren oberen Schulterblattwinkel	
Lunge (auch Bronchien)	Interkostalmuskeln 1–8, besonders über erkrankter Seite	Neben BWD 10–6 steil aufwärtsziehender Strang von 6 cm Länge und ½ cm Breite, der bis zum Schulterblattrande verfolgbar ist (Trapezius)	Erhöhte Gewebsspannungen in C 3–8, T 1–8 (Maximalpunkte vorwiegend beim Asthma)
Herz	Interkostalmuskeln III und IV vorn und seitlich, selten II und V	4 cm langer, vom 3. bzw. 4. BWD schräg abwärtsziehender Strang. Druck auf diesen kann Herzklopfen, Extrasystolen usw. auslösen	Einziehung 1. Als 6 cm breiter Streifen vom CWD 7 und BWD 1 über inneren Schulterblattwinkel nach schräg abwärts zur seitlichen Brustwand 2. handbreit unter Achselhöhle 3. vorn über IR V–VIII Quellzonen 1. Über CWD 7 2. oberes Drittel der äußeren Schulterblattgegend 3. Achselhöhle Maximalpunkte 1. Unterer Brustkorbrand links 2. Gewebe neben BWD 2—4 mit einem Streifen zum medialen Schulterblattrand 3. über hinterer Deltapartie 4. über IR 2–6 nahe dem Brustbein

		Bauchorgane	
Magen-Darm a) Restzustände nach Ulcus und Gastritis	Rektusabschnitt I und besonders II (l. bevorzugt), IR 9 l., seltener 7 und 8; Psoas r. und l. im oberen und mittleren Drittel, M. obliquus externus oberhalb der Nabellinie, Zwerchfellring	In Höhe des 9. BWD abgehender Querstrang etwa 5 : 1 cm, meist l., im M. obliquus ext. in Medioklavikularlinie vom unteren Rippenrand ausgehend 5 : 1 cm	Magen T-Segmente 5–9 Maximalpunkte 1. In D 2 dicht unterhalb Schultergräte nahe der Schulterhöhe 2. Bereich des linken unteren Schulterblattwinkels 3. Ein Punkt l. neben BW 7 und 8 4. Ein Abschnitt in T 7 und 8 in MCL 5. Über dem oberen Rektusabschnitt
b) Ptosen	Wie oben, daneben atonische Bezirke im M. obliquus externus unterhalb der Nabellinie, Zwerchfellring		Dünndarm T-Segmente 6–10 r. oder l. Duodenum Maximalpunkte 1. Ein Punkt r. neben BWD 8 und 9 2. Ein Punkt r. der Linea alba über dem r. oberen Rektusabschnitt
c) Chronische Appendizitis	Psoas r. mittlere und untere Partie; M. ilicus r., Quadratus lumborum r., Zwerchfellring inkonstanter Hypertonus im M. obliquus ext. et int. (im Gegensatz zur akuten Appendizitis)		
d) Spastische Opstipation	Untere Rektuspartie beiderseits, besonders laterale Fasern, unteres Drittel des M. obliquus ext., Psoas untere Hälfte, M. ilicus, Quadratus lumborum in ganzer Ausdehnung, M. iliocostalis, vorwiegend im Iliosakralraum, Außenrotatoren ($^1/_3$ der Fälle), Beckenbodenmuskeln, Zwerchfellring	Wechselnd von BWD 10 bis LWD 2 ausgehend querlaufend 6 : 1 cm (in 12% der Fälle)	Dickdarm T 11–12 und L 1 Maximalpunkte 1. Über dem Sakroiliakalgelenk bds. 2. Hinter dem Trochanter major 3. Über den Adduktoren 4. Bei allen Darmerkrankungen Winkel zwischen Schlüsselbein und Sternocleido
Gallenwege	Oberer r. (meist auch l.) M. rectus, 8. IR r., seltener auch 7. oder 9. IR, obere Psoashälfte, äußere Fasern der langen Rückenstrecker zwischen 6. und 12. BW, Zwerchfellring	1. Von BWD 8–9 quer oder leicht abwärts gehender Strang von 4 cm Länge, 1–1½ cm Breite 2. Im M. obliquus int. 2 Querfinger breiter, unterhalb des rechten Rippenbogens verlaufender 4 : ½ cm langer Strang	Segmente T 5–9 und C 3–4 Maximalpunkte 1. Talergroßer Abschnitt zwischen BWD 2–3 und r. inneren oberen Schulterblattwinkel 2. Gewebe am r. unteren Schulterblattwinkel 3. Entlang der Seitenpartie des r. unteren Rippenrandes 4. Über dem r. oberen Rektusabschnitt 5. In T 6 und 7 in MCL 6. Über den Muskelwulst des Trapezius (C 3–4) 7. Winkel zwischen Schlüsselbein und Sternocleido
Nieren	Quadratus lumborum, M. transversus abdominis, Psoas	Äußere Fasern des Quadratus lumborum 7 : ½ cm	Segmente T 11–12 und L 1–3 Maximalpunkte 1. Etwa 2 cm breiter Streifen von BWD 11 zur seitlichen Rumpfwand 2. Abschnitt zwischen innerem Schulterblattrand und BW in Höhe der Schulterblattmitte 3. Über dem Muskelwulst des Trapezius 4. Handtellergroßer Abschnitt auf dem Oberschenkel oherhalb des Knies

Zeitfracht Medien GmbH
Ferdinand-Jühlke-Straße 7
99095 Erfurt, Deutschland
produktsicherheit@kolibri360.de